Ern, Guido
    Usted puede dormir bien : por fin sueño plácido / Guido Ern ; traductor
Denise Muehlen. -- Editora Mireya Fonseca Leal. -- Bogotá :
Panamericana Editorial, 2013.
    154 p. ; 23 cm.
Título original : Gesunder schalaf.
    ISBN 978-958-30-4246-1
    1. Sueño - Aspectos fisiológicos 2. Trastornos del sueño 3. Insomnio I.
Muehlen, Denise, tr. II. Fonseca Leal, Raquel Mireya, ed. III. Tít.
612.821 cd 21 ed.
A1420561

    CEP-Banco de la República-Biblioteca Luis Ángel Arango

Dr. médico Guido Ern
Dr. médico Ralf D. Fischbach

Usted puede dormir bien
Cómo tener un sueño sano

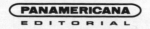
PANAMERICANA
EDITORIAL

Primera edición en Panamericana
Editorial Ltda., octubre de 2013

Título original: *Gesunder schalaf*
© Guido Ern- Ralf D. Fischbach
© Schlütersche Verlagsgesellschaft mbH & CO.
KG-Humboldt
© 2013 Panamericana Editorial Ltda.,
de la traducción al español
Calle 12 No. 34-30, Tel.: (57 1) 3649000
Fax: (57 1) 2373805
www.panamericanaeditorial.com
Bogotá D. C., Colombia

Editor
Panamericana Editorial Ltda.
Edición
Mireya Fonseca Leal
Traducción del alemán
Denise Muehlen
Diagramación
Diego Martínez Celis
Foto de carátula
© Warren Goldswain - Fotolia.com

ISBN 978-958-30 -4246-1

Impreso por Panamericana Formas e Impresos S. A.
Calle 65 No. 95-28, Tels.: (57 1) 4302110 - 4300355
Fax: (57 1) 2763008
Bogotá D. C., Colombia
Quien solo actúa como impresor.
Impreso en Colombia - *Printed in Colombia*

CONTENIDO

Prólogo

Estimados lectores:

El sueño es más que solo una simple pausa del cuerpo. El sueño es un proceso activo que sin embargo el humano no percibe por estar dormido. Conocemos situaciones en las que nos despertamos por la noche y recordamos una escena recién soñada (en la mayoría de los casos solo corta) o no se está seguro de si el sueño quizás fue mas bien una situación real.

El sueño es esencial para la recuperación física y mental del organismo. Qué tan importante es un sueño saludable, se toma conciencia de esto cuando el sueño no se ajusta o se interrumpe. No solo la concentración y la memoria, sino también el humor y la capacidad de ejercicio disminuyen a causa del sueño, así como aumenta el riesgo de accidentes durante el día. Por ejemplo con el llamado síndrome de sueño apnea: durante mucho tiempo los afectados no se enteran de la relación entre los trastornos del sueño y la falta de capacidad productiva en el día. Con frecuencia la pareja envía al afectado al médico, no solo a causa de somnolencia durante el día sino por los ronquidos y la sintomatología de ahogo nocturna en interrupción de la respiración.

Este libro se dedica en la primera parte a los fundamentos de la investigación del sueño, ya que sin esto una comprensión de sueño no es posible. Se revela al lector una gran cantidad de aspectos interesantes de sueño. A continuación se presentan las medidas diagnósticas y se discuten finalmente los diferentes cuadros clínicos en detalle. Este trabajo no puede y no debe reemplazar el consejo médico de un especialista. Este es más bien útil para ver las relaciones entre síntomas y diagnósticos *y para dar numerosos consejos prácticos en pro de un sueño tranquilo y recreativo.*

Dr. médico Guido Ern
Dr. médico Ralf D. Fischbach

El sueño a través de los tiempos

El sueño es un estado alterado de la conciencia, que dura unas horas y del que no somos conscientes a través de nuestros sentidos. Para muchos el sueño es natural y solo por causa de trastornos este se involucra convirtiéndose en un problema. Recientemente el sueño se ha vuelto más interesante. Nuevas investigaciones facilitan las preguntas sobre su origen y su sentido respuestas que personas han buscado desde hace siglos. La investigación del sueño se relaciona con diferentes áreas del conocimiento.

Sobre el hombre dormido

El hombre duerme un tercio de su vida. Por lo tanto el sueño es un proceso activo, que sirve para la regeneración y recuperación del cuerpo. La fatiga y la necesidad de dormir son procesos automáticos y funcionan igual que el despertar y el sentirse despierto por sí mismos. No sola una sustancia, como siempre se asumió, sino varias sustancias diferentes causan el sueño y la fatiga. Estas se distribuyen en el tronco cerebral y activan las células nerviosas específicas, que son responsables de la fatiga y del sueño. Pero no solo estas sustancias del cerebro controlan el sueño, sino también el ritmo de sueño-vigilia. Las personas con quienes se experimentó que no tenían información sobre el tiempo se cansaron regularmente, fueron a dormir y despertaron regularmente. El proceso

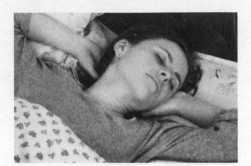 se estabilizó a las 25 horas. Estos experimentos demuestran que el ritmo de sueño-vigilia no está controlado por influencias externas tales como la cotidianidad y la rutina diaria, sino por un reloj interno que dirige el ritmo biológico. El sueño es una de las necesidades básicas de nuestra vida así como lo es también la ingesta de alimentos, y es un componente importante de la percepción y la experiencia. La falta de sueño saludable nos hace irritables, más desconcentrados, más letárgicos, y disminuye nuestras capacidades. La falta de sueño permanente altera el comportamiento y la percepción y puede dar lugar a alucinaciones. Durante el día, la conciencia está expuesta a la percepción de los sentidos, por la noche más a la actividad del hemisferio derecho del cerebro: fantasear y asociar libremente. En el sueño el cerebro intenta encontrar un equilibrio entre los estímulos recogidos durante todo el día. Esto se logra por una parte a través de la dinámica de la tensión y activación, y por otro lado a través de la dinámica de las fases relajadas y elementos del sueño que se dan de forma regular, y que nos permiten los procesos de aprendizaje por la noche. El sueño significa una experiencia activa en un nivel diferente de conciencia, que es controlado por otras regiones del cerebro. En un periodo de seis a siete horas de sueño nocturno se procesan emociones muy diferentes y contradictorias.

Dormir para una buena salud

El sueño es lo más importante para el bienestar y el equilibrio. La falta permanente o prolongada de sueño conduce a un envejecimiento prematuro: aumentan las hormonas del estrés (cortisol) en la sangre. Se deteriora la tolerancia a la glucosa. Por la noche, el cuerpo está ocupado tratando de regenerar, renovar las células,

reponer las reservas de energía y reducir las sustancias
nocivas (contaminantes). El
sueño es vital. Después de
solo unas 60 horas de ex-
perimentación las personas
sufren de alucinaciones y
delirios por la falta de sueño.

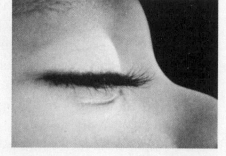

La necesidad de sueño aumenta con las horas de vigilia continua.

Quien no ha dormido mucho, solo tiene que sentarse para
quedar dormido de inmediato o empieza a cabecear. Después de
entrar en un estado de sueño se reduce la necesidad de dormir por
etapas. Al comienzo el sueño es profundo y se vuelve superficial
en las siguientes horas. Los movimientos en el sueño son más
frecuentes a medida que avanza la duración del sueño.

En experimentos en personas con falta prolongada de sueño
se observó que se les dificulta permanecer despiertos temprano.
La necesidad de sueño parecía casi insuperable en este punto. Si
este periodo crítico había terminado, era más fácil mantenerse
despierto. También es interesante que el ritmo de preparación
de sueño se dé con una imagen especular paralela a la de la
temperatura del cuerpo. La tendencia del sueño es alta cuando
la temperatura del cuerpo ha alcanzado su punto más bajo y es
baja cuando la temperatura alcanza su máximo. Estas observaciones muestran claramente que la disposición de sueño no solo
depende del tiempo pasado en la vida de vigilia y no solo por el
accionamiento en el día, sino también está definido fuertemente
por un proceso de ritmo diario que está influenciado por el sueño
y la vigilia. En la esfera de nuestro "reloj interno" el tiempo de
sueño está evidentemente programado.

La importancia del sueño

La cuestión de la importancia del sueño no se puede aún res-
ponder de manera inequívoca. El proceso del sueño se puede

interpretar tanto como una adaptación al exterior, como a factores internos. En el sueño, hay reducción en el consumo de energía, del metabolismo y de emisión de calor. La inactividad de los seres dormidos se puede entender como una medida de economía con respeto a las limitadas reservas de energía, que se agotan rápidamente durante la actividad continua.

La siesta que es difundida en los países mediterráneos es un buen ejemplo sobre la posibilidad de conciliar el óptimo comportamiento entre sueño-vigilia respecto a las condiciones climáticas. El sueño sirve también para la prevención de la fatiga, que se produce como consecuencia a la actividad de vigilia larga. El sueño regular tiene en consecuencia una función preventiva. Lo ideal es ir cansado a la cama por la noche y despertarse descansado en la mañana. El descanso de los órganos sensoriales y la relajación de los músculos permiten una regeneración completa del cuerpo. Durante el sueño tienen lugar procesos de estructuración del cuerpo: la alta concentración de la hormona del crecimiento en el inicio del sueño y la baja concentración de las hormonas cortisol que en baja medida favorecen los procesos de relajación hacen evidente la importancia del sueño. Los mecanismos de recuperación son decisivos, sin embargo aún no están claros.

LOS PRIMEROS INTENTOS DE EXPLICAR EL SUEÑO

La historia de la investigación del sueño es probablemente tan antigua como la humanidad. Las preguntas fueron siempre las mismas a través del tiempo y las culturas:

• ¿Por qué dormimos?
• ¿Cómo dormimos?
• ¿Qué nos pasa mientras dormimos?

Había diferentes enfoques para abordar estas cuestiones e investigar el sueño.

LA SOCIOLOGÍA DEL SUEÑO

En Europa Central casi todas las culturas tenían dormitorios separados, pero esta costumbre es un logro relativamente nuevo. Hasta la Edad Media muchas personas dormían en la misma habitación, espacio que a su vez tenía muchas otras funciones. Los sirvientes dormían a menudo cerca de la señoría para estar siempre disponibles. La figura de dormitorio real existió por primera vez en las cortes, como la de Luis XIV. Este dormitorio fue el centro espacial del palacio y fue considerado como centro de poder del reino. La "Lever du Roi" que tenia lugar por la mañana —la recepción por parte de Su Majestad todavía en la cama de descanso— era el acontecimiento social más importante del día. El establecimiento de un dormitorio fue tomado por las clases nobles y mucho más tarde llegó a las casas burguesas. A partir del siglo XIX se construyeron en las casas nobles los propios camarines, cuartos de niños y dormitorios. Mientras las habitaciones estaban fácilmente accesibles en épocas anteriores, fueron entonces más cerradas y cada vez más íntimas. Incluso en los restaurantes y los hospitales, las residencias eran poco frecuentes, mientras el número de habitaciones individuales aumentó. En épocas anteriores, no solo el lugar del sueño, sino también el tiempo de sueño fue menos rígido. Aún se pueden ver algunas personas en la India que duermen durante el día al aire libre. En Europa, por lo contrario, prevaleció la opinión de que no se duerme en ciertos momentos en determinados lugares. Dormir en las calles u otros lugares públicos se percibe como una práctica inquietante. Sin embargo es perfectamente aceptable estar durmiendo en el transporte público, tal como en un tren o en un avión.

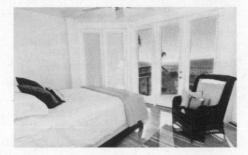

Siesta en el Meditterráneo					
Al aire libre	India o África, por supuesto	Bajo los puentes ("vagabundo")	En U-Bahn = metro en las ciudades	En el avión	En el tren
Climáticamente necesario		**Apenas tolerados**		**Aceptado**	
"Dormitar" = medio sueño, estar sentado sin pensar (Duden) Engl. to doze		"Atorrante/quinqui" = derivación de = "Penne" = campamento simple (jidd. pannai = ocioso)		"Hacer una siesta" = derivación del alto alemán medio "Nücken" = dormirse fácilmente/ levemente	

EL CEREBRO: EL APRENDIZAJE DURANTE EL SUEÑO

Se sabe que, por ejemplo, puede ser útil poner el libro debajo de la almohada antes de un examen. Pero esto no se ha demostrado científicamente, por el contrario: el libro solo no es suficiente para ser más inteligente. Es solo durante el sueño, cuando el cerebro almacena impresiones y lo aprendido. Dormir es siempre mejor que estudiar toda la noche. El sueño no solo es saludable, sino que también es sabio —asumiendo que se duerma lo suficiente y tan pronto como sea posible después del aprendizaje.

Porque el cerebro procesa información mientras conecta en conjunto las células cerebrales. Estas conexiones neuronales se producen más fuertes durante el sueño que cuando se está despierto. El cerebro guarda consistentemente la información sobre todo en la fase de sueño profundo sin sueños, el llamado sueño no-fase-REM (REM = Rapid Eye Movement/movimientos oculares rápidos). En esta fase no-REM cambian las células nerviosas, contraen nuevas conexiones celulares y fortalecen las existentes. Mientras más se adapten y cambien las células cerebrales, mejor será la capacidad de aprendizaje y memorización.

DORMIR, DESPERTAR Y MEMORIZAR

Se distingue fundamentalmente entre la memoria de corto plazo y la de largo plazo. La memoria, por lo tanto el área de nuestro cerebro que, por ejemplo, guarda el principio de una frase recién leída, se llama memoria a corto plazo. Aquí la duración de la memorización es parcial y dura solo una décima de segundo.

Las cosas en el cerebro que pueden ser reproducidas se almacenan en la memoria a largo plazo, tanto en la forma de una señal eléctrica como por engramas formados (moléculas de la memoria). La memoria a corto plazo, que está activa solo de milisegundos a minutos, es la puerta de entrada para almacenar memoria a largo plazo. Los procesos que median entre estas dos son la filtración y la reducción de la información a solo lo importante. Estos filtros llevan a que en nuestra memoria esté disponible solo información repetida o muy fuerte. El consciente, inconsciente y el biorritmo del sueño realizan la filtración de información.

Sin embargo, si los estímulos de nuestro entorno son demasiado monótonos, los mecanismos de la memoria filtran estos de manera simple. Por ejemplo, después de algún tiempo, ya no se percibe el tic tac de un reloj.

EL SUEÑO Y EL CEREBRO

Básicamente existen dos teorías diferentes, que son tesis todavía no muy claras, con respecto al sueño y cerebro:

- El sueño es un proceso pasivo, que se da por la desaparición del estado de vigilia, o
- Es un proceso activo que se produce a través de la estimulación de ciertas áreas del cerebro. El neurofisiólogo belga Frederic Bremer fue un defensor prominente de la primera tesis. Intentó demostrar con sus experimentos en los años 30 del siglo XX que el estado de vigilia solo se puede mantener hasta tanto los estímulos sensoriales del ambiente activan el cerebro. Después de la división de los nervios que conectan

los órganos sensoriales al cerebro, se observó un constante estado de sueño. Este diagnóstico apoya la idea de que el sueño es un proceso pasivo, que basa únicamente en la eliminación de los factores de activación.

Walter Hess, profesor de fisiología en la Universidad de Zúrich y más tarde Premio Nobel de Medicina, representó la otra tesis. Fue uno de los primeros en desarrollar un método que hizo posible a través de la implantación de electrodos metálicos finos de manera permanente, en regiones específicas del cerebro de animales de laboratorio, para investigar el efecto de los estímulos eléctricos en el comportamiento. Este método también se utiliza hoy en día en la medicina, especialmente cuando se trata de localizar y apagar un foco epiléptico en el cerebro. Dado que el cerebro no es sensible al dolor, el procedimiento quirúrgico y la estimulación eléctrica son completamente indoloros. Hess observó que después de la estimulación de ciertas regiones del cerebro, el animal de experimentación buscó su lugar de descanso, y luego tomó su posición típica para dormir e inició el sueño. Los resultados de Hess cuestionaron la tesis del sueño pasivo, porque el sueño fue causado aparentemente por la excitación de las estructuras del cerebro y por lo tanto no se podría basar solo en la retirada de los estímulos activos.

La controversia sobre si el sueño debe ser considerado como un proceso activo o pasivo se revivió nuevamente a finales de 1940. Giuseppe Moruzzi, profesor de la Universidad de Pisa descubrió junto con el fisiólogo estadounidense Horace Magoun que la estimulación eléctrica en el tronco del encéfalo instantáneamente despierta un animal dormido.

Debido a los resultados de Moruzzi apareció el particular de ser esta una estructura de activación, cuya excitación conduce a un estado de vigilia atento. El sueño resultó debido a ello por la ausencia de esta activación y por un proceso pasivo. De acuerdo con los conocimientos actuales están el sueño y la vigilia dos condiciones diferentes pero "iguales" pues no se puede explicar una sin la otra. Aunque existen estructuras cerebrales que favorecen la estimulación de uno o varios estados, no existe un centro de sueño o vigilia real. Cuando finalmente miramos la actividad de neuronas individuales en el cerebro, vemos que la mayoría están activas tanto en el sueño como en la vigilia y que sobre todo cambian el esquema de sus actividades de descarga. Exagerando se puede decir: el cerebro no duerme durante el sueño.

EL SUEÑO COMO UN RITMO BIOLÓGICO

La mayoría de la gente va año tras año a la misma hora a dormir y se levanta a la misma hora. Solo se cambia los fines de semana, días festivos o en vacaciones. Rara vez estos días son elegidos libremente, por lo general, son determinados por la vida en familia y la sociedad, así como el trabajo o la escuela. Hay muchas razones por las que la gente suele dormir por la noche, en parte debido a que las actividades son pocas en la oscuridad.

Con la introducción de la luz artificial que ilumina no solo casas, sino ciudades enteras, se hizo posible extender las actividades diurnas hasta la noche y horas de la noche. Este "logro" tienta a extender el tiempo libre de la tarde sacrificando las horas de sueño. La tentación resulta evidente al adaptar el tiempo de la cama al ambiente externo. Unas veces se va a dormir tarde otras veces temprano. Las diversas pruebas han demostrado que el hombre, si no sabe nada sobre la hora y se encuentra en una habitación sin presión de tiempo y citas, se regula automáticamente a un ritmo de sueño--vigilia que se parece a lo que se conoce como un ritmo normal. Sin embargo, hay una pequeña aberración y consiste en que el reloj interno de las personas tiene un aparente ritmo diario de 25 horas en lugar de 24 sin influencia externa.

LA ARRITMIA COMO RIESGO LABORAL

Después de un vuelo de Europa a Estados Unidos los ritmos de nuestro metabolismo y las hormonas todavía están establecidos en relación con el tiempo europeo. Estudios más detallados han demostrado que se puede durar hasta dos semanas para que los ritmos del cuerpo se adapten completamente a un cambio de fase de gran tamaño. Muchas personas disfrutan viajando en dirección oeste con más agrado que viajando hacia el este. Así como las consecuencias de las variaciones del ritmo para el viajero, que son solo un inconveniente a corto plazo, pueden perturbar el sueño, un problema mucho más grave surge para las personas cuya profesión implica un cambio de ritmo frecuente.

Arritmias relacionadas con el trabajo
En la mayoría de los países, alrededor de 20% de las personas trabajan fuera del horario normal. Entre ellos está el personal de aviación que trabaja en vuelos de larga distancia y sobre todo empleados del sector salud y de fábricas. Para los trabajadores por turnos, el cambio periódico de las horas de trabajo y los cambios resultantes frecuentes del ritmo circadiano pueden convertirse en un gran problema.

La lucha contra el reloj biológico y sus consecuencias

En las personas que trabajan por turnos, ocurren frecuentemente trastornos del sueño. El sueño se da temporalmente en horario correspondiente al reloj interior mientras que en realidad estaría previsto para estar despierto: la temperatura corporal, la concentración de la hormona de la glándula suprarrenal —adrenalina— que se libera por estrés y a causa de la actividad renal se incrementan, mientras que la liberación de melatonina (la hormona de la glándula pineal) es mínima.

Las principales molestias son:

- Dificultad para conciliar el sueño
- Interrupciones de sueño
- Corta duración del sueño

El ruido del ambiente, que es más intenso durante el día que por la noche, puede también afectar la calidad del sueño. El resultado: el sueño durante el día de las personas que trabajan en turno de noche es dos o tres horas más corto que su sueño en la noche cuando tienen turno de día. Así, además de arritmia de sueño puede darse también insomnio. Las pastillas para dormir son para muchos la única manera de asegurar al menos un poco de sueño ininterrumpido. La dificultad para adaptarse a los cambios del ritmo aumenta en general con la edad.

Tiempos no comunes contra la depresión
Para las personas depresivas puede ayudar un cambio en las horas de sueño. Por tanto, irse más temprano a dormir y levantarse más temprano tiene un efecto antidepresivo.

Luz-oscuridad u oscuridad-luz
Muchos procesos internos están influenciados y controlados por las fases de luz y oscuridad. Por lo tanto, un cambio continuo de estas fases, como ocurre por ejemplo en los trabajadores de turno nocturno, resulta malsano. El organismo no puede contrarrestar más los cambios ni crear un equilibrio. Este desorden puede conducir a la aparición de trastornos psicosomáticos:

- dolores de cabeza
- dolor muscular
- migraña
- trastornos gastrointestinales

LOS MADRUGADORES Y LOS NOCTÁMBULOS

Quedarse despierto hasta tarde en la noche y quedarse durmiendo hasta tarde por la mañana se consideraba condenable y vicioso

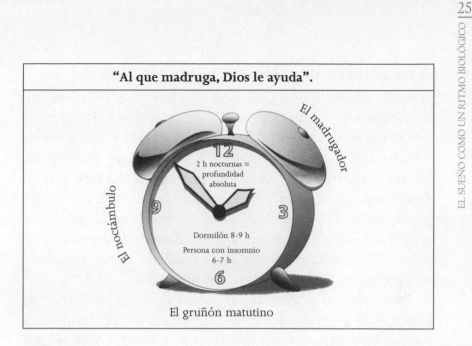

"Al que madruga, Dios le ayuda".

El madrugador

El noctámbulo

2 h nocturnas = profundidad absoluta

Dormilón 8-9 h

Persona con insomnio 6-7 h

El gruñón matutino

anteriormente. Irse a la cama temprano no solo se consideraba como deseable, sino también como muy saludable. El profesor Theodor Stöckmann, director del Liceo Alemán a principios del siglo pasado, diseñó la teoría del sueño natural.

Observó el sueño antes de la medianoche como doblemente reconstituyente que el sueño después de "la medianoche". Afirmó que se puede reducir sin problemas el tiempo del sueño a cuatro o cinco horas por la noche, cuando se va a la cama a las 7 p. m. Realizó varios estudios de casos para apoyar su teoría del sueño natural, pero hasta la fecha no hay estudios serios sobre el tema. Para la opinión popular es válido pensar que el sueño antes de la medianoche es saludable, aunque sin pruebas fiables. Sin embargo, las fases de sueño profundo son más largas en la primera mitad del periodo de sueño (posiblemente antes de medianoche) que en la segunda mitad. No es irrelevante a qué hora del día o de la noche se acuesta a dormir. Se considera a los madrugadores como socialmente ejemplares y eficientes, mientras que a los noctámbulos como no ejemplares. Si existe un desfase en la fase de sueño que conduce a cierto grado de sufrimiento se habla de síndrome de fase de sueño retrasado o avanzado.

EL GRUÑÓN MATUTINO COMO NOCTÁMBULO

Las personas que tienen dificultades para levantarse y "espabilarse correctamente" en la mañana, se llaman a menudo despectivamente como "gruñones mañaneros". Se sienten después de levantarse todavía medio dormidos, cansados y flojos, tienen poco apetito por la mañana y solo desayunan poco. Durante el resto de la mañana, a veces en la tarde mejora la situación y el estado de ánimo. Estas personas trabajan mejor por la noche y pueden estar despiertas sin dificultad hasta la madrugada y mantenerse activas. "El gruñón mañanero" es llamado de forma especial en la investigación del sueño como "noctámbulo".

Tales personas nocturnas no sufren ni de un síndrome ni tienen que ser "curados" con la melatonina u otras terapias. La actividad nocturna está difundida en la naturaleza y en el caso de las personas nocturnas es una variación biológica natural. El único consejo sensato a una persona nocturna es que debe orientar sus circunstancias de vida de manera que se ajusten a su horario de sueño personal.

Solo hay un problema si no se puede adaptar al horario normal de la escuela o del trabajo, puede probar adelantar la hora de dormir cada noche 15 minutos. También es importante adelantar las comidas y los descansos. Una noche sin sueño antes de iniciar la terapia puede apoyar estas medidas.

Ayuda para las personas nocturnas

En casos particularmente difíciles se puede cambiar la hora de dormir alrededor de tres horas al día. Sin embargo, esto suele ser posible solamente en un hospital o de vacaciones, debido a que el tratamiento dura unos siete días, e incluso durante el día debe dormir. Posteriormente, los tiempos de sueño y vigilia se deben cumplir estrictamente. Las medidas de apoyo son:

- Uso de la luz del sol o de una lámpara con más de 2500 lux bien temprano por la mañana, por una o dos horas adelantando la fase del sueño.
- La melatonina se puede (2,5-5 mg) tomar dos a tres horas antes de acostarse.
- Vitamina B12 (1,5-3 mg) por la mañana después de despertarse.
- No usar somníferos o alcohol antes de acostarse.

EL MADRUGADOR COMO PERSONA DE LA MAÑANA

La "persona de la mañana", por otra parte, confirma más las ideas de Stöckmann. Las personas de la mañana se despiertan espontáneamente, se sienten descansadas, se levantan sin problema y se sienten más frescas y eficaces durante la mañana y en las últimas horas de la mañana. Por la tarde baja su energía, se sienten cada vez más cansadas y, si las circunstancias lo permiten, se van temprano a la cama.

Las investigaciones sobre el sueño se han dedicado hace relativamente poco tiempo a este tema y los resultados hasta ahora no dan ninguna idea clara. La pregunta sobre por qué hay diferentes personas de mañana y tarde está todavía sin respuesta. ¿La evaluación o los hábitos que se formaron en el curso de la vida son decisivos?

FASPS

FASPS es el nombre de un "síndrome de madrugadores" congénito en el que la "alarma" o reloj interno está adelantado cuatro horas durante la noche. Todo se basa en la mutación de un gen, que normalmente retarda la acumulación de "proteínas del reloj" por fosforilación. Si el gen aparece en forma diferente, estas proteínas pueden acumularse más rápidamente y afectan por ende el reloj interno con la consecuencia de despertarse prematuramente.

Personas con insomnio y dormilones

El tiempo que una persona necesita para dormir, es diferente por cada individuo. En promedio, son siete a ocho horas —las mujeres suelen dormir un poco más que los hombres. La duración del sueño es controlada por un reloj interno. Básicamente se pueden distinguir dos tipos de durmientes según la duración de sueño requerida: el dormilón duerme al menos ocho horas al día, a menudo también nueve horas o más. Por lo general, los dormilones intentan adaptarse al llamado ciclo de sueño "normal", que consta de ocho horas.

El resultado es entonces un aumento de la somnolencia diurna y una disminución del rendimiento durante todo el día. La persona que duerme poco por naturaleza, duerme menos de ocho horas, a menudo solo siete o menos. Sin embargo, se siente en forma y descansado. Quienes duermen poco son especialmente interesantes para la investigación del sueño, ya que se reponen en poco tiempo.

Las diferentes estructuras de sueño

La investigadora del sueño Odile Benoit, de París, investiga las estructuras de sueño de la persona con insomnio y del dormilón y las cuestiones asociadas. El resultado más sorprendente fue que los dormilones a pesar de la larga duración del sueño mostraron menos tiempo de sueño profundo que los pequeños durmientes.

Por otro lado, fueron los dormilones quienes reaccionaron a la falta de sueño con prolongación particularmente concluyéndose que tuvieron sueño profundo en el primer ciclo del sueño. Todas las personas tienen en común que las fases de sueño profundo son significativamente más largas en las primeras horas de sueño y son más cortas en las últimas horas; a menudo al final del periodo de reposo se tiene una fase de sueño profundo.

Las diferencias entre los dormilones y las personas con insomnio se pueden explicar por el hecho de que los dormilones pueden conseguir el sueño profundo importante al principio del sueño solo por corto tiempo. Tienen que conseguirlo de forma "diluida" durante el tiempo de sueño largo. La persona con insomnio por el contrario, puede pasar más tiempo en el sueño profundo y para ellos es posible después un periodo más corto de sueño cumplir su tiempo de sueño necesario.

LA DURACIÓN DEL SUEÑO Y LA SALUD

Aunque desde hace tiempo se le atribuye al sueño un efecto saludable, casi no se ha estudiado científicamente esta hipótesis. El investigador y psiquiatra californiano Dan Kripke y su equipo comenzaron en los años 1959 y 1960 una encuesta realizada por la Sociedad Americana del Cáncer a más de un millón de personas.

Todos los grupos de edad de adultos mayores de 30 años fueron registrados. Se les preguntó acerca de la duración del sueño, el uso de somníferos y los trastornos de sueño.

Seis años después de este estudio se determinó cuántos de los encuestados habían muerto desde entonces y lo que causó su muerte. Se mostró una sorprendente conexión entre la duración del sueño y la mortalidad. En las personas que dormían de siete a ocho horas, la cuota de mortalidad fue más baja, y fue aumentando significativamente tanto en el grupo de personas con una duración de sueño más corta y como en la más larga.

Los dormilones extremos (quienes duermen más de diez horas), mostraron una tasa de mortalidad el doble de alta y para los pequeños durmientes (quienes duermen menos de cuatro horas) hasta casi dos veces y media más alta que la cantidad de personas que dormían de siete a ocho horas.

La mortalidad aumentada para las personas con insomnio y los dormilones se basa en las siguientes causas: las personas con insomnio y los dormilones murieron por un agravamiento de una enfermedad del corazón, por cáncer o por suicidio. La tasa de mortalidad en quienes toman somníferos a menudo, era 50% más alta que aquella de quienes nunca los usaron.

La siesta

Aproximadamente una quinta parte de la población alemana hace una siesta al mediodía. Una encuesta realizada en el rango de edad entre los 65 y los 83 años resultó mostrando que 60% de los encuestados a menudo o siempre hacen una siesta. En el Mediterráneo, la famosa siesta está muy extendida. Las condiciones climáticas pueden conducir a la repetición de dicho patrón de sueño bifásico (dos fases) que es típico para el niño en edad prescolar. El sueño incrementado durante el día esta asociado a una reducción del sueño en la noche.

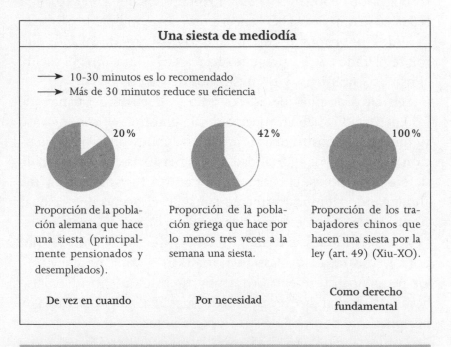

Una siesta de mediodía

→ 10-30 minutos es lo recomendado
→ Más de 30 minutos reduce su eficiencia

20%

42%

100%

Proporción de la población alemana que hace una siesta (principalmente pensionados y desempleados).

Proporción de la población griega que hace por lo menos tres veces a la semana una siesta.

Proporción de los trabajadores chinos que hacen una siesta por la ley (art. 49) (Xiu-XO).

De vez en cuando

Por necesidad

Como derecho fundamental

Se recomienda tomar una siesta corta (de 10 a 30 minutos). Una siesta larga (por más de 30 minutos) reduce bastante el rendimiento posterior. Si usted sufre de insomnio en la noche, debe renunciar a tomar una siesta en el día.

El sueño y la edad

Se considera normal que el sueño profundo dure de siete a ocho horas.

Aquí, la calidad del sueño y la necesidad de sueño individual son más importantes que la duración del sueño.

Estos factores cambian al avanzar la edad. La regla general es: nosotros dormimos menos y menos profundo, cuanto más envejecemos. Un bebé recién nacido duerme 16 horas al día. Se despierta de tres a cuatro veces en un periodo de 24 horas. Pero cuanto más grande esté el niño los periodos de sueño y su tiempo de sueño principal se desplaza a la noche. A partir de los cinco años los niños ya no necesitan una siesta. Los adultos jóvenes duermen siete a nueve horas al día en promedio y alrededor de un cuarto de la noche están en el sueño profundo. Hacia los 50 años, sin embargo, este porcentaje disminuye rápidamente.

En esta edad solo se duerme profundamente un 5% de la noche.

Con la edad se hacen más comunes los trastornos del sueño: las personas mayores muchas veces están despiertas en la cama, tienen que levantarse frecuentemente durante la noche para ir al baño y se despiertan temprano en la mañana. Por lo general, se sienten descansados y por el contrario a muchos les gusta despertarse temprano. Por ello necesitan a veces una corta "siesta" durante el día.

Aún no es claro si el insomnio aumenta con la edad, como expresión de un proceso normal de envejecimiento del organismo o como resultado de los cambios patológicos.

El sueño en los bebés y niños pequeños

¿Cuánto sueño necesita un niño? A continuación se presentan algunas pautas, donde también las anomalías en los casos individuales son normales.

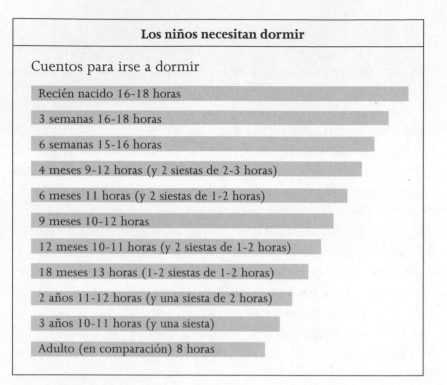

Los niños necesitan dormir

Cuentos para irse a dormir

Recién nacido 16-18 horas

3 semanas 16-18 horas

6 semanas 15-16 horas

4 meses 9-12 horas (y 2 siestas de 2-3 horas)

6 meses 11 horas (y 2 siestas de 1-2 horas)

9 meses 10-12 horas

12 meses 10-11 horas (y 2 siestas de 1-2 horas)

18 meses 13 horas (1-2 siestas de 1-2 horas)

2 años 11-12 horas (y una siesta de 2 horas)

3 años 10-11 horas (y una siesta)

Adulto (en comparación) 8 horas

Recién nacido

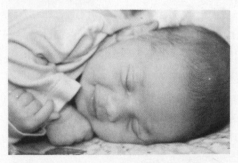

Un niño recién nacido conoce la diferencia entre el día y la noche, duerme y come durante todo el día Generalmente, un recién nacido duerme alrededor de 16 a 20 horas por día. Duerme de dos a cuatro horas y luego se despierta con hambre.

Dos meses

Ahora el niño duerme más fácil y más largo en la noche, pero todavía se despierta para ser alimentado. El comportamiento del sueño se regula. Todavía es demasiado pronto para un horario fijo y no es saludable imponerle al niño un horario. A esta edad los niños duermen un poco menos cada día, en promedio, pero aún duermen de 15 a 16 horas. Con el tiempo hacen tres siestas durante el día.

Cuatro meses

Un niño de cuatro meses de edad duerme de nueve a doce horas por la noche y hace dos siestas diarias de dos a tres horas. En los días en que duerme menos siestas es probable que duerma toda la noche. Un niño ahora puede tranquilizarse a sí mismo y se duerme solo. En este punto se puede comenzar con una rutina de sueño que se aplica al sueno de la noche y a la siesta. Por lo tanto, es útil poner a dormir el niño cada día aproximadamente a la misma hora y de la misma manera.

Uno a dos años

A la edad de un año comienzan los problemas antes de acostarse. Un niño de un año duerme por lo general alrededor de diez a once horas cada noche y hace todos los días alrededor de dos sies-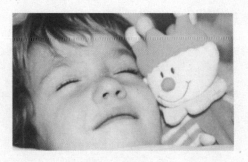tas de una a dos horas. No todos los niños necesitan la misma cantidad de sueño. Para un niño de dos años la vida es tan interesante e intensa que dormir es la última cosa que quiere. Por lo general un niño de dos años requiere trece horas de sueño al día. Habitualmente, los niños duermen en esta edad de once a doce horas cada noche y hacen en la tarde tal vez una siesta de una a dos horas.

La investigación sobre
el sueño y sus etapas

Durante mucho tiempo el sueño tenía la reputación de no valer la pena como objeto de investigación. Si bien era posible observar la postura del cuerpo en que se pone el durmiente y registrar sus cambios así como la respiración, el pulso y la temperatura corporal.

Pero estos son solo efectos secundarios del sueño, no sus procesos básicos. Sobre la cuestión de la profundidad del sueño, es esencial despertar o estorbar al durmiente por medio de estímulos específicos. El objeto del sueño bajo investigación está influenciado por lo tanto en estos experimentos. Los ensayos iniciales los realizó el fisiólogo Kohlschütter en el siglo XIX. Él descubrió que el sueño es más profundo en las primeras horas y que después es más superficial.

Los inicios de la investigación del sueño

Un gran avance en la investigación del sueño solo fue posible con la ayuda de las mediciones de la actividad cerebral (electroencefalograma EEG) que se empezaron a practicar en la década de 1920. En los años siguientes se registraron además los movimientos de los ojos, movimientos musculares, el ritmo cardiaco y otras funciones corporales durante el sueño —y la investigación del sueño era capaz ahora de poder sostenerse ante los científicos. Hasta la fecha, no se ha establecido ningún otro método que pueda reemplazar el EEG y permitir mejor información sobre el sueño. En el análisis de la etapa del sueño EEG siempre hay que recordar que es incierto si una proporción suficiente de sueño profundo es sinónimo de una buena calidad de sueño.

La vigilia y el sueño EEG

Mientras al adormecerse el ritmo alfa normal del estado despierto se convierte en una pequeña ola comparado con el patrón rápido. En el curso del sueño el EEG muestra ondas gradualmente más altas y más lentas, que finalmente dominan el cuadro completo. Ya en la década de 1930, el fisiólogo estadounidense Loomis Davis y sus colegas habían observado y encontrado estos cambios típicos del EEG del sueño que se asociaron con la expansión y la contracción de las ondas y un aumento en la profundidad del sueño. Ellos trataron de dividir el sueño en etapas individuales mediante estos resultados.

El descubrimiento del sueño REM

Se considera a Nathaniel Kleitman como el descubridor del sueño REM (Rapid Eye Movements - Movimientos Oculares Rápidos). Su libro *Sleep and Wakefulness* que fue publicado por primera vez en 1939, y luego en 1963, contiene más de 4000 indicios de literatura y sigue siendo una obra estándar de la investigación clásica del sueño. En 1952, Kleitman se interesó junto con Eugene Aserinsky en los oscilantes y lentos movimientos de los ojos que acompañan típicamente el proceso de adormecerse. Los movimientos oculares fueron grabados por los electrodos de piel que fueron puestos cerca del ojo como (EOG). Aserinsky averiguó acerca de los movimientos rápidos del ojo que ocurrieron de repente justo en el proceso del sueño. La observación directa de las personas de experimentación dormidas confirmó que bajo los párpados cerrados, los ojos en realidad se movían.

William Dement comenzó a investigar sistemáticamente el fenómeno. Fue el primero que informó que las personas de experimentación después de despertarse de la fase de sueño con movimientos oculares rápidos contaron a menudo sus sueños. Por lo tanto, el sueño REM se refiere a menudo como el sueño en que se sueña. Pasó algún tiempo hasta que se hizo evidente que estos movimientos rápidos de los ojos durante el sueño eran más que una observación aleatoria. Fue descubierta una fase totalmente nueva de sueño. La aparición de movimientos rápidos de los ojos en esta etapa condujo a la duración del sueño REM (sueño con movimientos oculares rápidos). La primera vez en 1955 los ciclos de sueño fueron descritos.

Desde entonces se sabe que el sueño ocurre sin uniformidad de seis a ocho horas, pudiéndose dividir en varias fases que están compuestas de:

- Sueño ligero
- Sueño profundo
- Fase de sueño

La sistematización

El EEG es diferente de persona a persona. Algunas personas durante la experimentación muestran, en el sueño profundo, fluctuaciones altas, otras mucho más planas. En algunos del ritmo alfa es muy fuerte, en otros en absoluto. Para poder comparar diferentes estudios, a pesar de estas diferencias individuales, un grupo de investigadores americanos del sueño estableció criterios que han sido ampliamente utilizados para definir las etapas del sueño. Las fases no REM son de una a cuatro y el sueño REM se basa en los criterios que se nombraron después por los investigadores del sueño Rechtschaffen y Kales.

El misterio del sueño REM

Desde el descubrimiento del sueño REM existen numerosos intentos de explicaciones para esta fase del sueño. En un principio, lo más importante era la relación previamente sobrestimada entre el sueño REM y soñar. Pero resultó que los sueños no se limitan exclusivamente a la fase de sueño REM y viceversa; no se está soñando en todas las fases del sueño REM. Por razones históricas, y ciertamente de práctica se usa todavía la expresión "sueño en que se sueña".

El programa de aprendizaje del sueño REM

Probablemente se trabaja duro durante el sueño REM. En todo caso esto es cierto para los bebés. Ellos sueñan en sus primeras semanas de vida alrededor de ocho horas al día, la mitad de su tiempo total de sueño. El sueño REM es decisivo para el desarrollo del cerebro. Durante el embarazo, se construyen 200 000 millones de células nerviosas en el cerebro. Estas neuronas son el material para el desarrollo de las vías nerviosas. Durante el sueño REM, el cerebro se estimula y se fortalece el sistema nervioso. Ya durante el embarazo, el feto recibe estímulos sensoriales que se procesan durante el sueño REM. Para los bebés, el sueño REM es un programa de aprendizaje en el que se pueden comprender las etapas evolutivas. Después de los cinco años, el cerebro está completamente desarrollado. La mitad de las células nerviosas se necesitan, el resto, 100 000 millones, mueren. Según esto la fase REM ya no sería necesaria, pero a pesar de ello acompaña al hombre toda la vida. Su aporte durante los siguientes años está en la formación de la memoria.

Sin embargo, investigaciones recientes muestran que la primera fase de sueño profundo es crucial para la consolidación del funcionamiento de la memoria.

Después de la medianoche las fases de REM posteriores son responsables de las funciones de la memoria emocional. Con el tiempo el sueño disminuye. El adulto solo sueña una cuarta

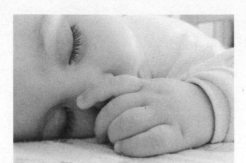

parte del tiempo total en que duerme. En las personas mayores, los sueños se omiten por completo, también cuando se sigue midiendo el sueño REM.

¿EXISTE UN CENTRO DEL SUEÑO REM?

El descubrimiento del sueño REM ejerce tal fascinación en la investigación del sueño que se convirtió en el punto central. Las otras etapas del sueño ya conocidas hace algún tiempo (las etapas de la uno a la cuatro) recibieron el término sueño no-REM.

Un ciclo de sueño por lo tanto consiste en una secuencia de sueño no REM y REM. La duración del periodo de un ciclo de REM-No-REM es habitualmente de aproximadamente noventa minutos. Esta secuencia cíclica de fases de sueño es una característica del sueño, que no se puede observar solamente en seres humanos. Pero ¿cómo se controla el sueño REM? Casi diez años después del descubrimiento del sueño REM se observó, al principio de los años 60, que la eliminación de ciertos grupos de neuronas en el puente del cerebro, conduce a la desaparición completa del sueño REM.

Por lo tanto, la siguiente conclusión era posible: las estructuras del cerebro que son responsables del sueño REM deben estar situadas en el tronco del encéfalo. Según los resultados parece que esto es en realidad lo que sucede. En animales de experimentación, a los cuales se les eliminaron ciertas células nerviosas en el puente encefálico, se presentaba todavía REM, aunque los animales mostraron tener diferente fuerza muscular con un comportamiento extraño de tensión.

Ellos levantaron la cabeza, persiguieron o atacaron objetos no existentes, arredraron y también mostraron signos de irritación o miedo. Parecía como si los animales dormidos actuaran el sueño por la eliminación de la inhibición muscular. Tal vez estos resultados son un indicio de que también puede ocurrir incluso en los animales durante el proceso de dormir un sueño parecido al REM. También existe la teoría de que los procesos químicos son responsables del sueño REM. La liberación de neurotransmisores supuestamente es responsable de las fases del sueño: las neuronas que contienen la serotonina encargada de la provocación del episodio de sueno REM y las células que contienen la norepinefrina y acetilcolina para el sueño REM real.

LAS ETAPAS DEL SUEÑO

Al utilizar las mediciones de ondas cerebrales es posible dividir el sueño en diferentes etapas. Para poder demarcar mejor el sueño ideal y los estados de vigilia se miden adicionalmente los movimientos oculares y la tensión muscular. Ambas mediciones se llevan a cabo también por medio de electrodos, así como en el EEG. El sueño sano de un adulto se puede dividir en tres fases distintas: el estado de vigilia, el sueño no-REM y REM. Estas alternan regularmente durante una noche. La secuencia de las dos fases también se conoce como un ciclo. Durante la noche se dan tres de los cinco ciclos, un ciclo dura aproximadamente una hora y media. El sueño profundo se da realmente solo en los dos primeros ciclos de la noche, después el sueño es más ligero, las fases del sueño ideal (REM) son más largas.

Las fases del sueño
- Cuatro etapas de sueño no REM (dos fases de sueño ligero y dos de sueño profundo)
- Sueño REM
- Estado de vigilia

Cambios físicos durante el sueño	
Etapa de adormecimiento	• Relajación muscular • Movimiento ocular rápido
Etapa del sueño 1	• Los músculos se relajan • Los extremidades se ponen pesadas • El pulso y la respiración se hacen uniformes • La temperatura del cuerpo baja • Los párpados se cierran • Los sonidos se perciben • Los ojos se mueven lentamente bajo los párpados
Etapa del sueño 2	• Los párpados cubren los globos oculares • Desaparece el estado de conciencia
Etapa del sueño 3	• Los músculos se relajan más • Las pulsaciones se hacen más lentas • La tensión arterial baja • Los ojos descansan
Etapa del sueño 4	• La respiración y la actividad cardiaca se hacen regulares • La temperatura del cuerpo sigue bajando • Los músculos están completamente relajados • La actividad del latido del corazón y la respiración aumentan y son regulares • Hay movimientos oculares rápidos • El cerebro funciona con mayor actividad

Las fases y etapas se representan de manera simplificada así:

Fase de adormecimiento
En el estado de vigilia relajada, se nota un grado de tensión en la musculatura y ocurren rápidos movimientos de los ojos.

Etapa de sueño 1
Durante esta fase que dura por regla general solo unos pocos minutos, los músculos se relajan al comienzo del sueño y las

extremidades se ponen pesadas, el pulso y la respiración son más uniformes y la temperatura del cuerpo disminuye. Los párpados se cierran y todavía se registran los ruidos del entorno. Lentamente, los ojos quedan debajo de los párpados.

Etapa de sueño 2

En este estado, uno se despierta con facilidad. Los globos oculares giran de un lado al otro. Esta fase es considerada como el comienzo real del sueño. La conciencia desaparece a medida que disminuyen las frecuencias de las ondas cerebrales.

Etapa de sueño 3

En esta fase solo los ruidos extraños despiertan al durmiente. La musculatura se relaja, el ritmo cardiaco se hace lento y la tensión arterial disminuye. Este estado dura de unos diez a veinte minutos. Los ojos están quietos, pero el durmiente todavía muestra reacciones rápidas a los estímulos potenciales.

Etapa de sueño 4

El sueño más profundo se consigue en esta etapa. El durmiente puede ser despertado solo con dificultad. La respiración y la actividad cardiaca son regulares, la temperatura del cuerpo baja en declive. Las etapas tres y cuatro también se describen como sueño profundo de un ciclo del sueño. En esta etapa empieza el descanso.

La etapa REM del sueño

El sueño REM es similar a la primera etapa, sin embargo, falta el tono muscular, es decir que los músculos están completamente relajados y es difícil despertarse. Los pálpitos y la actividad de respiración aumentan y son irregulares. Una característica especial de esta fase son los movimientos rápidos de los ojos. El metabolismo del cerebro es alto y energético. Se sueña de forma vívida.

El patrón de EEG muestra frecuencias irregulares con amplitud baja y es similar sorprendentemente a la de una persona en vigilia.

El cerebro funciona con la máxima actividad. Si se despierta a un durmiente durante la fase REM, puede relatar sus sueños. Los movimientos oculares son un signo reconocible externamente de que el cerebro dormido sueña ágilmente.

EL CICLO DEL SUEÑO Y LA EDAD

Después del nacimiento, el sueño está compuesto en partes iguales por sueño REM y sueño no-REM. El sueño REM del bebé tiene muchas similitudes con el del adulto. Los movimientos oculares ocurren esporádicamente y son rápidos, el estado de tensión de los músculos van reduciéndose y aumentando involuntariamente, la respiración y el pulso son irregulares. A diferencia de los adultos, sin embargo, se distingue el sueño REM EEG aún menos que la vigilia EEG. Incluso el bebé, en el sueño REM, es mucho más inquieto que el adulto; sus brazos y piernas se mueven casi constantemente, así como sus músculos faciales.

En los niños prematuros sobre todo la actividad del movimiento se hace más marcada durante el sueño REM y se puede distinguir difícilmente el estado de vigilia. En esta etapa del desarrollo temprano, por lo tanto, se habla del "sueño activo", en contraste con el sueño tranquilo sin movimientos oculares y del cuerpo, que corresponde al sueño no-REM. En los recién nacidos, al estado de vigilia sigue a menudo inmediatamente el sueño REM, lo que es poco común en los adultos. Solo después de dos o tres meses se da la sucesión entre estado de vigilia, el sueño no-REM y el sueño REM. El porcentaje de sueño REM disminuye rápidamente en los primeros meses de vida. En los niños de dos a tres años esta etapa ya ha disminuido en un 50% respecto al nacimiento a un 25% del total del sueño, llegando a un valor que no es significativamente diferente al del sueño en los adultos. En resumen, se puede decir que los elementos esenciales del sueño adulto ya están presentes en la primera infancia. Con el desarrollo progresivo, el sueño se restringe más y más a las horas de la noche, el tiempo total de sueño disminuye y el porcentaje del sueño REM disminuye de la mitad a menos de un cuarto del total del tiempo de sueño. Las personas mayores pasan cada vez menos tiempo teniendo sueño profundo y las ondas lentas que son características de esta etapa del sueño (ondas delta) son menos frecuentes y menos pronunciadas. El porcentaje de sueño REM, sin embargo, se mantiene relativamente constante hasta la vejez.

Etapas del sueño

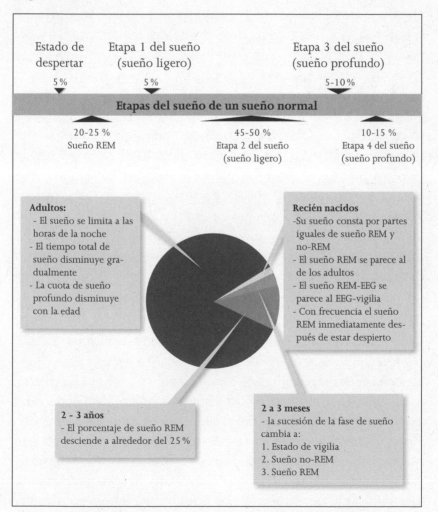

Estado de despertar
5 %

Etapa 1 del sueño (sueño ligero)
5 %

Etapa 3 del sueño (sueño profundo)
5-10 %

Etapas del sueño de un sueño normal

20-25 %
Sueño REM

45-50 %
Etapa 2 del sueño (sueño ligero)

10-15 %
Etapa 4 del sueño (sueño profundo)

Adultos:
- El sueño se limita a las horas de la noche
- El tiempo total de sueño disminuye gradualmente
- La cuota de sueño profundo disminuye con la edad

Recién nacidos
- Su sueño consta por partes iguales de sueño REM y no-REM
- El sueño REM se parece al de los adultos
- El sueño REM-EEG se parece al EEG-vigilia
- Con frecuencia el sueño REM inmediatamente después de estar despierto

2 - 3 años
- El porcentaje de sueño REM desciende a alrededor del 25 %

2 a 3 meses
- la sucesión de la fase de sueño cambia a:
1. Estado de vigilia
2. Sueño no-REM
3. Sueño REM

¿SE DEBE DORMIR ANTES DE LA MEDIANOCHE?

Ya los abuelos decían que el sueño antes de la medianoche es el
más relajante. De hecho, esta sabiduría tiene su base científica.
El sueño antes de medianoche no es más sano que el que se da
después de medianoche pero inequívocamente es ahí cuando se
da el sueño profundo. Por lo tanto, se encontró que el sueño de
los primeros 90 minutos en la primera mitad de la noche es más
profundo (que es de aproximadamente 30 minutos en la llamada
fase 4), y que en medio se está sumergido en este brevemente (en
el paso entre la fase 3 a la 2, y a continuación la 1 seguidas del
sueño REM), y luego baja en los siguientes 90 minutos hasta el
paso 4 —aunque siendo un poco más corta— para volver a surgir
en el sueño REM (esta vez un poco más). En el tercer ciclo de 90
minutos de sueño se llega solo hasta el nivel 3, vuelve a aparecer el sueño REM y baja al cuarto. En los 90 minutos siguientes
solo brevemente se llega a la fase 3 del sueño, se profundiza aún
más y luego disminuye solo incluso hasta la etapa 2 del sueño.
Se puede decir, en general, y es especialmente importante, que
se debe tomar un descanso sin perturbaciones en los primeros
90 minutos de sueño, ya que en este prevalece un largo sueño
profundo, mientras que este es más corto en los segundos 90
minutos. Esto es, independientemente si se va a dormir antes o
después de la medianoche.

LAS FUNCIONES DEL CUERPO DURANTE EL SUEÑO

El sueño es un privilegio que solo disfrutan unas pocas criaturas.
En el sentido científico estricto solo los mamíferos y algunas
especies de aves duermen. En el sueño, el hombre es poco físico
y casi no percibe el medio ambiente. La mente y el cuerpo van,
por decirlo así en "un segundo plano". Sin embargo, la investigación médica del sueño ha demostrado que en él sucede mucho
más de lo que pensamos. Probablemente tenemos que dormir

de forma regular con el fin de recuperar, conservar y ahorrar energía. Algunos científicos teorizan que durante el sueño el cerebro se organiza. El conocimiento recién adquirido se memoriza permanentemente y la información sin importancia se elimina.

LAS FUNCIONES DEL CUERPO EN EL SUEÑO NO-REM

El cuerpo funciona de forma diferente durante el sueño. Hay un tipo de programación compleja interna, el llamado ritmo circadiano que regula qué "trabajo" se debe hacer. Si se mide en la sangre la "hormona del estrés" cortisol que se produce en la corteza suprarrenal, se encuentra entonces que hay valores más bajos después de quedarse dormido respecto a la vigilia anterior. Lo contrario ocurre con la hormona del crecimiento, que en el primer sueño profundo alcanza niveles extremadamente altos. Es posible que estos cambios hormonales después del comienzo del sueño causen la activación de las operaciones de reconstrucción en el metabolismo.

Fases del sueño alterado

- La proporción de sueño profundo disminuye.
- La proporción del sueño REM baja y por lo tanto se reduce el tiempo de sueño.
- El número de reacciones de vigilia se incrementa significativamente.

Por la temperatura corporal, nuestro reloj interno también controla cuándo nos cansamos y queremos dormir. Durante la noche, la temperatura de nuestro cuerpo es más baja —desciende unas pocas décimas de grados— y nuestra necesidad de dormir es mayor. Hacia la mañana, nuestra temperatura corporal se eleva de nuevo y nos despertamos.

Los reflejos y el pulso se reducen y la tensión arterial desciende. Hay un ritmo día-noche habitual en la tensión arterial y la frecuencia cardiaca, cuyos valores nocturnos son inferiores en aproximadamente 20 % de los valores diarios.

El límite real se alcanza en la hora entre 2 y 3 de la mañana. Antes de despertarse la tensión arterial sube sin que al mismo tiempo la frecuencia cardiaca aumente. Estos cambios circadianos de la tensión arterial están sujetos a varios factores tales como el sueño, la edad, el sexo, el tiempo de ingesta de alimentos, ingesta de calorías y sobre todo la actividad física. Sin embargo, existen también variaciones estacionales.

Por lo tanto, los valores de tensión arterial son mayores en invierno que en verano. En las mujeres, también existe una fluctuación dependiente de la menstruación.

Las frecuencias cardiacas más bajas se miden durante la noche. Después de despertar aumenta el ritmo cardiaco. En los pacientes encamados alrededor del mediodía esta llega a un máximo. En general, la frecuencia cardiaca se ve influenciada por la psicología y lo físico mucho más rápido que la tensión arterial.

Las funciones del cuerpo durante el sueño REM

A diferencia del sueño no-REM durante el sueño REM se produce la activación de los procesos del cuerpo. Con el inicio de la fase de sueño REM, la respiración se torna irregular y también muestran fluctuaciones a corto plazo el pulso y la tensión arterial. Otro efecto secundario típico de esta fase del sueño es la erección del pene.

El durmiente se anuncia ya antes de despertar: la temperatura corporal y el nivel de cortisol muestran una tendencia creciente mientras que los movimientos corporales aumentan. Es como si el organismo ya se preparara para el momento de despertar.

La vigilia y el sueño, la noche y el día tienen una relación complicada y sensible. Si el sueño es perturbado, esta interacción se desbalancea y el cuerpo se descompensa.

DIGRESIÓN: SOBRE EL SUEÑO DE LOS ANIMALES

Todos los organismos tienen descansos. En los animales inferiores, más que una desconexión, toman un descanso, pero siguen estando conscientes. Los animales superiores y el hombre tienen en común el sueño, donde cada especie biológica tiene su propio ritmo circadiano con un periodo de sueño más largo y una temporada de crecimiento más larga. Cuanto más grandes son los animales, menos duermen, esto está relacionado con los recursos energéticos que puede guardar una criatura. Los animales pequeños en comparación con su peso corporal tienen una gran cantidad de superficie corporal, dándoles así más energía.

LOS ZORROS, LAS RATAS Y LOS ELEFANTES – MAMÍFEROS DORMIDOS

Muchos mamíferos preparan su sueño con un llamado "ritual de sueño": escarban un canal o se tronchan en un nido. No se acuestan a dormir en un cualquier lugar, sino que tienen consistentes 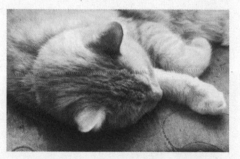 sitios para dormir. También, el lugar de dormir es diferente para cada animal. Mientras que el zorro y el oso eligen lugares que son más difíciles a acceder, tales como las cuevas, los hámsteres establecen su nido en un dique de tierra y las ardillas en un árbol. Algunos antropoides también duermen en los árboles, pero preparan cada noche un nuevo lugar de dormir. Sabemos de algunas aves (faisanes) se retiran en grupo por la tarde a los árboles para dormir. Como el humano, también los animales toman posiciones de sueño normales. El gato duerme en una posición de estiramiento o enrollado de lado, los conejos, zorros y caballos en posición decúbito, prono enrollada o de lado. Sin embargo, la más llamativa es la posición de suspensión de los murciélagos. Al igual que los seres humanos en los animales el sueño también comienza con el sueño no-REM y luego pasa al sueño REM. Un solo ciclo de sueño no-REM-REM dura en la rata solo diez minutos. La duración de las distintas fases de sueño es mucho más corta para los animales que para los seres humanos. También hay diferencias en la duración del sueño.

El murciélago, por ejemplo, duerme 20 horas al día. La vaca, el caballo y el elefante duermen, sin embargo, solo de tres a cuatro horas. Se aplica a los seres humanos y a los animales, que en su juventud muestran una gran proporción de sueño REM, que disminuye rápidamente durante el desarrollo. En comparación hubo una cierta relación entre el sueño y el metabolismo de diversos animales. Los animales pequeños, que generalmente tienen un metabolismo intenso y no viven mucho (por ejemplo, el erizo con una esperanza de vida de solo seis años) duermen más que los animales grandes con un metabolismo lento y mayor tiempo de vida por ejemplo, (un caballo tiene una esperanza de vida de alrededor de 35 años).

También, la duración del ciclo de sueño no-REM-REM está relacionada entre sí. Los animales pequeños con un peso bajo de cerebro y el metabolismo intenso tienen un tiempo de ciclo más corto que los animales grandes. Esto se puede demostrar por los siguientes ejemplos: el ciclo de sueño no-REM-REM dura en la rata diez minutos, en el gato 28 minutos, en los seres humanos 90 minutos y en los elefantes 120 minutos.

Conclusión
Una vida corta e intensa se asocia generalmente con una larga duración del sueño y un ciclo de sueño corto.

El delfín mular que pesa 200 kilogramos —que pertenece a la familia de los delfines— vive en el mar Negro.

Los registros EEG en estos animales mostraron un fenómeno sorprendente:

Durante un episodio de sueño, que generalmente dura 30-60 minutos, solo un hemisferio del cerebro mostró un EEG de sueño típico, mientras que el otro mostró una vigilia EEG. Luego las dos mitades intercambiaron sus funciones: entonces la mitad previamente despierta mostró un sueño EEG, mientras la otra estaba "despierta". Prácticamente casi no se pudo observar el sueño simultáneo de ambos hemisferios. El delfín mular entonces solo duerme con una mitad del cerebro.

Esta importante y extraña división del trabajo sigue siendo un misterio.

¿Quién duerme cuánto tiempo?

Los gatos son durmientes particularmente buenos. Duermen de 13 a 14 horas por día. Siempre están listos para una siesta, distribuyen sus fases de sueño durante el día. Ellos constantemente se mantienen en forma para la caza.

Las aves tienen cortos periodos de sueño REM, pero sin la relajación muscular adecuada. Probablemente, no podrían mantenerse en una rama durante el sueño. Ellos duermen unas ocho horas por noche.

Los delfines duermen alternando la vigilia y el sueño entre el hemisferio derecho y el izquierdo. Mientras la mitad del cerebro duerme la otra permanece despierta y es responsable para la respiración consciente.

Los reptiles hacen descansos cuando se les disminuye la actividad cerebral. Su conciencia permanece siempre presente.

Los hámsteres dormitan más o menos todo el día. Duermen durante 15 horas.

Los murciélagos duermen la mayor parte de su vida. Solo durante tres o cuatro horas al día están despiertos.

Los caballos son felices con tres horas de sueño.

La hibernación

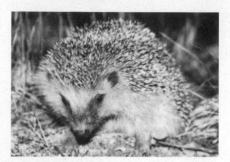

Para muchos animales el invierno es una época peligrosa del año. Las aves migratorias tienen que viajar grandes distancias para llegar en el otoño a las regiones más cálidas. Los mamíferos no pueden escapar del frío invierno. Así que algunos de ellos enfrentan esta amenaza mediante una adaptación interna: reducen la respiración y la circulación a un mínimo y pasan a un estado de reposo parecido al sueño.

La temperatura corporal puede bajar casi hasta el punto de congelación y el metabolismo se reduce hasta un 15 % del valor normal. Los erizos, murciélagos, comadrejas, marmotas, hámsteres y ratones hacen una hibernación verdadera de sueño. La mayoría de los animales se refugian en su guarida y viven de sus reservas de grasa, que consumen poco a poco durante el periodo de descanso invernal. Otros animales tales como ardillas, perros de la pradera y osos comunes realmente no hacen hibernación sino que toman un "descanso invernal", mientras que la temperatura del cuerpo, la respiración y la actividad del corazón no se reducen más que en el sueño normal. Se observó que hay una transición a la hibernación desde el sueño no-REM: por ejemplo, en el ratón, desde el sueño realiza solo una leve hibernación, donde la temperatura del cuerpo no baja fuertemente, se puede registrar un continuo sueño no-REM, mientras que no se observó en absoluto el sueño REM.

Por el contrario, en el modo de hibernación profunda, las curvas de ondas cerebrales son planas y no son comparables con las del sueño natural. Tras estudios de hoy en día se notó que el sueño de día o noche normales y la hibernación son operaciones diferentes. Pero sí nos podemos preguntar si el sueño no-REM quizás está todavía relacionado con la hibernación.

El sueño profundo que se da al inicio del sueño (etapa 3 y 4 del sueño no-REM en los seres humanos) también se caracteriza por un descenso significativo de la temperatura corporal, así como por una disminución de la respiración y la función del corazón. El estado de descanso y alteración de la conciencia en que pasaremos la noche más fría y oscura tiene quizás más en común con la de "sueño" en el que algunos animales sobreviven la estación fría y oscura.

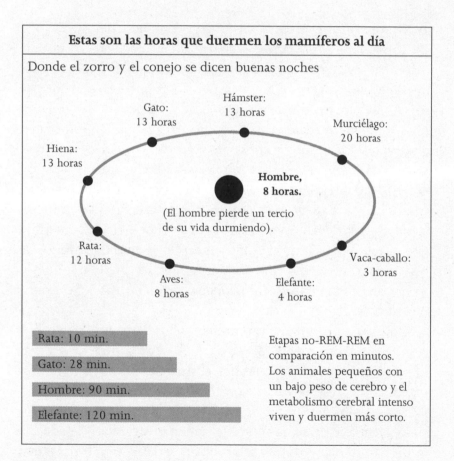

Estas son las horas que duermen los mamíferos al día

Donde el zorro y el conejo se dicen buenas noches

Hámster:
13 horas

Gato:
13 horas

Murciélago:
20 horas

Hiena:
13 horas

**Hombre,
8 horas.**

(El hombre pierde un tercio
de su vida durmiendo).

Rata:
12 horas

Vaca-caballo:
3 horas

Aves:
8 horas

Elefante:
4 horas

Rata: 10 min.

Gato: 28 min.

Hombre: 90 min.

Elefante: 120 min.

Etapas no-REM-REM en comparación en minutos. Los animales pequeños con un bajo peso de cerebro y el metabolismo cerebral intenso viven y duermen más corto.

EL DIAGNÓSTICO EN LA
MEDICINA DEL SUEÑO

Los problemas relativos al sueño son comunes. Del 10 al 15 % de la población de los países desarrollados occidentales sufre de insomnio severo que a menudo requiere tratamiento. Los médicos distinguen 80 cuadros diferentes. Las causas pueden ser de origen social, psicológico o físico. Enfermedades clásicas de los órganos internos (enfermedades cardiovasculares, anemia, enfermedades gastrointestinales, metabólicas, hipotiroidismo); del sistema nervioso (síndrome de piernas inquietas, polineuropatía diabética, enfermedad de Parkinson, trastornos circulatorios cerebrales) trastornos mentales (depresión, esquizofrenia, trastornos de ansiedad, alcohol —y la dependencia de drogas y alcohol—) y enfermedades que están asociadas con el dolor, a menudo están acompañados de insomnio. El insomnio también puede causarse por el trabajo por turnos, exceso de trabajo crónico, desempleo o situaciones continuas de conflicto.

Otra causa importante la representan los llamados "trastornos respiratorios del sueño (SDB)". De esta causa general se desprenden enfermedades en las que el sueño es perturbado por un cambio en la respiración.

En el centro del SBAS está el síndrome de apnea del sueño. En su forma más común, la apnea del sueño obstructiva, debida a la tensión muscular reducida se produce un colapso en la garganta, que agrava la vía respiratoria brevemente.

Debido a un sinnúmero de causas se hace preciso que el médico que asista tenga un conocimiento suficiente de la situación. Antes de empezar con estudios utilizando dispositivos ya se puede eliminar una gran parte de las posibles causas mediante una anamnesis detallada. En el sondeo de la historia clínica ayudan también cuestionarios estandarizados. Después de un examen físico, el médico puede decidir si un internista, un neumólogo, un neurólogo, un psiquiatra, un otorrinolaringólogo o directamente al especialista del sueño es la mejor opción. Desde 2005, la medicina del sueño es una calificación adicional reconocida en Alemania. Médico del sueño o "somnólogo" solo puede llamarse al que cumple con ciertos requisitos en su formación de especialista; también debe demostrar un mínimo de dos años de trabajo en medicina del sueño, así como aprobar el examen de medicina del sueño ante el colegio de médicos.

¿Quién puede ayudar?

Si las causas de un trastorno del sueño son de internista, neurólogo o psiquiatra esto debe aclararse a tiempo.

Si el médico sospecha que la causa es la apnea del sueño o un trastorno de la respiración relacionado con el sueño debido a las molestias, se transfiere a un especialista. Entre estos especialistas por lo general se cuentan:

- Neumólogos
- Internistas con cualificación adicional en medicina bronquial y pulmón
- Médicos con cualificación adicional de medicina del sueño

En ocasiones, también pueden ayudar internistas y médicos internistas con la cualificación adicional en cardiología. Los neurólogos y otorrinolaringólogos ofrecen la posibilidad de dar un diagnóstico de apnea del sueño.

Estos médicos realizan un chequeo-examen de apnea de sueño o "poligrafía". Si en este examen aparece un diagnóstico patológico, se examina más al paciente en general en un laboratorio del sueño. Actualmente, estos laboratorios están conectados a un hospital (mayormente en clínicas-hospitales del pulmón). El número de laboratorios del sueño ambulatorios, sin embargo aumenta. Para el diagnóstico y tratamiento son esenciales entre dos y cuatro noches de medición.

Dependiendo de la región, existen actualmente para los laboratorios de sueño periodos de espera desde tres semanas hasta tres años.

En el laboratorio del sueño se realiza la "gran investigación del sueño", llamada "polisomnografía" y posiblemente se empieza una terapia. En algunos casos, en especial si los síntomas son muy pronunciados, el médico tratante remite luego de una preinvestigación a un laboratorio del sueño para averiguar la causa del insomnio.

EL LABORATORIO DEL SUEÑO

El laboratorio del sueño es un lugar de alta tecnología que no solo sirve para la investigación científica sino también como centro de diagnóstico para los pacientes con trastornos del sueño. La compra de un solo sitio de prueba en un laboratorio del sueño de alta tecnología cuesta, dependiendo del equipamiento, entre 25 mil y 75 mil euros. Los laboratorios del sueño alemanes varían en tamaño y el número de lugares de medición está entre dos y veinte. En consecuencia allí trabajan hasta cinco empleados en el turno de noche.

LAS PRUEBAS DEL LABORATORIO DEL SUEÑO

El paciente es cableado por parte del personal del laboratorio del sueño, en un proceso que tarda de 30 a 45 minutos. Durante toda la noche es observado directamente o por medio de una cámara de video desde otra habitación. El sueño de la noche comienza generalmente entre las 22:00 y las 00:00 horas y termina a las 06:00 horas de la mañana. La medición y observación de los diferentes datos (parámetros) del sueño se llama polisomnografía. En la polisomnografía se miden diversas funciones corporales.

Con estos datos, que son todos registrados en un computador, se pueden identificar perfectamente insomnios y trastornos respiratorios. Si una terapia se requiere, por ejemplo, durante la configuración en un dispositivo de CPAP, (presión positiva continua en la vía aérea) por lo general se realiza de nuevo el cableado entero para poder comprobar directamente el éxito de la terapia.

La polisomnografía	
¿Qué se mide?	¿Con qué?
• Respiración - el flujo de aire a través de la nariz	• Termistor (cánula nasal)
• La saturación de oxígeno en la sangre	• Pulsioxímetro
• Movimiento del tórax	• Pletismógrafo (almohadilla de presión)
• Movimiento abdominal	• Pletismógrafo (almohadilla de presión)
• La frecuencia cardiaca	• ECG
• Posición del cuerpo	• Sensor de posición
• El ronquido	• Micrófono
• Ondas cerebrales	• EEG
• Movimiento de ojos	• EOG
• Tensión muscular	• Barbillas EMG
• Movimientos de las piernas	• Electrodos en las piernas

Casos del laboratorio del sueño

El microsueño y la apnea del sueño

Arnold K. ya está esperando. Para él es la segunda noche en un laboratorio del sueño. Tiene 48 años, su profesión es conductor de camión. Sufre de microsueño, no quiere arriesgar su vida de nuevo. Arnold K. sufre de apnea del sueño, ya ha recibido la máscara de respiración pero no puede respirar bien. "Tengo la sensación de que la máscara determina cómo debo respirar", se lamenta. En el laboratorio del sueño debe aprender que no puede trabajar contra el dispositivo y que es él mismo quien respira. Arnold K., sin embargo, no confía en su propia respiración. Él quiere ser monitoreado para poder reaccionar inmediatamente cuando se detenga la respiración durante el sueño. El miedo de los pacientes cuando no funciona la respiración es frecuente en la medicina del sueño. Bajo supervisión se aprende cómo se respira con una máscara, cómo se llega a un ritmo de la respiración, cómo se deja caer en el aliento/respiración y confía en ella.

Adormilarse de repente

Mehmet L. es de Egipto. Con un intérprete está esperando las instrucciones para la noche que viene. En el laboratorio del sueño le expliqué lo que se hace en esa noche y que él tiene que tomar una cerveza antes de la medición. Con alcohol en la sangre la tensión muscular se relaja, las vías respiratorias se estrechan y los valores de medición son más inequívocos. Mehmet L. es empresario. En reuniones con los clientes ya se ha adormilado varias veces, una vergüenza para un hombre de negocios. Su intérprete y amigo de Alemania le dio el consejo de irse a un laboratorio del sueño.

La primera noche en el laboratorio ya ha terminado. No ha sido muy productiva, en la mayoría de los casos estuvo despierto y por ello se debe medir de nuevo.

La apnea

Annemarie H. tiene 51 años, nació en Francia. Es su segunda noche en un laboratorio del sueño. El diagnóstico de la primera noche fue claro. Annemarie H. tuvo apneas, necesita una máscara de respiración. Paso a paso se adaptó más o menos lo que va a pasar esa noche. Que tiene que aprender a respirar con la máscara. Ella sabe que ahora siempre necesita esta máscara, cada noche, durante toda la vida. Tiene la presión arterial alta y hace ocho años tuvo un ataque al corazón. Sin máscara, su esperanza de vida se reduce significativamente y su cansancio durante el día sigue.

Trastornos comunes del sueño

Los problemas con el sueño son comunes. Las causas pueden ser tanto de origen social como psicológico o físico. Enfermedades clásicas de los órganos internos y del sistema nervioso suelen ir acompañadas de insomnio.

Un sueño alterado se manifiesta de muchas maneras: dormirse toma un tiempo insoportablemente largo, la persona se despierta durante la noche una y otra vez y está despierta mucho tiempo. Algunas personas sudan de manera exagerada, otras siempre tienen que ir al baño por la noche. Después de despertar, el cuello está tenso y duelen los músculos. Se siente cansado y agotado, a

Estadística del sueño

En la República Federal de Alemania, alrededor de 15 % de la población sufre de trastornos del sueño.
De los afectados se quejan:

15-20 % de problemas de adormecerse;
20 % de problemas de quedarse dormido;
25 % de un sueño de corta duración.

La proporción de insomnio inducida mentalmente es de aproximadamente 60-70 %, la proporción del insomnio inducido físicamente es de 30-40 %.

veces se duerme, sin querer, durante el día. Hay problemas de concentración, no se es tan fuerte como antes. La constante falta de sueño influye en el estado de ánimo: se siente incómodo, ansioso y deprimido.

LA SOCIEDAD INSOMNE

Los investigadores del sueño están haciendo sonar la alarma. Hablan de una epidemia secreta de insomnio. Hay una fatiga persistente asociada con el insomnio que puede causar errores fatales. Aproximadamente un tercio de los accidentes de automóviles es causado por el "microsueño". Según las estadísticas de accidentes casi cada cuarto accidente en carretera es causado por dormirse al volante. El microsueño es junto con el alcohol y la velocidad excesiva una de las principales causas de los accidentes de tránsito. No todo microsueño causa un accidente, a veces solo se tiene un susto. Esto significa que hay un elevado número de casos no denunciados.

Razones para los trastornos de sueño y vigilia	
Promedio de 15 % de todos los adultos sufren de insomnio	
La narcolepsia	0,5 %
Piernas inquietas	4 %
Dormilón (> 9 horas de sueño)	5 %
Apnea del sueño obstructiva	6 %
La somnolencia diurna	13 %
Trastornos de dormirse y permanecer dormido	19 %
Personas que duermen poco (7 horas de sueño)	29 %
	Cifras en porcentaje

EL SUEÑO "PERTURBADO"

Según los médicos del sueño, la mitad de la población no duerme lo suficiente.

La falta del sueño no es totalmente voluntaria. El sueño perturbado se muestra en muchas facetas:

- No se puede dormir.
- Se puede dormir, pero pronto se despierta otra vez.
- Se despierta por la mañana demasiado temprano y ya no se puede dormir antes de levantarse.
- Se despierta por la mañana y tiene la sensación de no haber dormido bien.
- Se siente cansado durante el día.
- No se puede dormir en absoluto sin somnífero.
- Se quiere dormir, pero las piernas están inquietas y las pantorrillas comienzan a temblar.

Así se pasa la noche, a veces despierto, a veces dormido, y está contento cuando la sensación para y tiene miedo de despertarse. El sueño viene y va como le place. Para muchos, la relación con el sueño es complicada. Solo cuando se ha acabado, cuando se está despierto se siente el sueño como algo bueno. Una medida uniforme no existe. Algunos están en forma y descansados después de dormir cinco horas, otros sufren cuando solo pueden dormir cinco horas. La sensación es crucial para la evaluación del sueño. ¿Cómo nos sentimos al levantarnos, cómo nos sentimos durante el día?

Según la clasificación Internacional de Insomnio/Trastornos del Sueño (ICSD = Clasificación Internacional de Trastornos del Sueño, 1991), hay pues un trastorno:

- cuando se sufre de sueño, y
- cuando se sufre de somnolencia diurna y se siente deficiente en sus actividades.

Bajo el primer punto están los trastornos en que hay notable ausencia de sueño. Debido a razones mentales o físicas no se puede dormir. Se superan las causas psicológicas. Entre un 60 a 70 % de los trastornos del sueño son causados por conflictos psicológicos que roban el sueño; en 30 a 40 %, la falta de sueño tiene causas físicas.

Las personas del segundo grupo que se despiertan agotadas después de una noche de sueño, a menudo sufren de apnea del sueño, un estrechamiento de las vías respiratorias. Casi un millón de personas en Alemania tiene problemas respiratorios que amenazan su vida durante el sueño. Los más afectados son los hombres entre las edades de 40 y 60 años, pero la apnea del sueño se produce en todas las edades, incluso los bebés pueden sufrirla.

Informe de los pacientes Herta D. y Herbert M.

Herta D. tiene 55 años y, desde que puede recordar, tiene dificultad con el sueño. Antes de la medianoche ella no se va a la cama porque de todos modos no puede dormir; a las siete u ocho horas se levanta. Todavía se siente muy cansada, pero no puede dormir más. Herbert M. duerme casi diez horas. Por lo tanto, nunca diría que tiene problemas para dormir, todo lo contrario. Sin embargo, no se siente descansado después de las diez horas. Por lo tanto, su sueño cae en la clasificación del insomnio.

¿POR QUÉ NO SE PUEDE DORMIR?

Esta pregunta no es solo la que se formulan los insomnes en la cama de noche, es la cuestión clave de la medicina del sueño. Los trastornos del sueño, al igual que los dolores de cabeza, son un síntoma. Muchas enfermedades físicas, tales como las enfermedades cardiovasculares, anemia, enfermedades gastrointestinales, metabólicas, neurológicas, la polineuropatía diabética, así como todas las enfermedades asociadas con el dolor, estan relacionadas con trastornos del sueño. Pero también muchas enfermedades psicológicas y psiquiátricas, como la depresión, la esquizofrenia, la neurosis de ansiedad, el alcohol y las drogas causan problemas de dependencia del sueño.

Los trastornos del sueño también pueden tener su causa en el trabajo por turnos, el exceso crónico de trabajo, el desempleo o situaciones continuas de conflicto.

En las causas enumeradas de trastornos del sueño faltan varias. Por supuesto, es lógico aclarar esto antes de un tratamiento puramente sintomático del insomnio con un médico.

Hay que preguntarse hasta qué punto las causas pueden ser tratadas o aliviadas. Un tratamiento puramente sintomático con somníferos empeora el problema o la enfermedad subyacente, porque el insomnio persistente aumenta la mortalidad de los afectados.

De igual importancia son las complicaciones derivadas de un trastorno del sueño no tratado.

Los pacientes con apnea del sueño, un trastorno respiratorio nocturno, se enferman más rápidamente de tensión arterial, ataque al corazón o un derrame cerebral.

La ICSD (Clasificación Internacional de Trastornos del Sueño), 1991 no solo establece la definición general de lo que constituye un trastorno del sueño, también divide todas las causas de insomnio según modelos específicos y resume las enfermedades individuales en grupos. Se cuenta, por ejemplo, el trastorno del sueño por altitud inducida (estadía en el Perú) entre los trastornos de sueño por causas externas ("extrínseca"); la apnea del sueño como resultado de un problema endógeno independiente de las influencias externas entre los trastornos del sueño de causa interna ("intrínseco").

Algunos trastornos del sueño listados se comprenden sin explicación adicional (como el trastorno del sueño del medio ambiente, por ejemplo, vivir y dormir en una calle ruidosa). Otros se distinguen en su importancia tanto al referirse a frecuencia como también a la gravedad de las consecuencias.

Se listan a continuación las enfermedades más importantes de acuerdo con su significado, sin seguir exactamente la división de la DSII(ISCD):

1. Disomnias
- Trastornos intrínsecos del sueño
- Trastornos extrínsecos del sueño
- Las alteraciones del ritmo circadiano

2. Parasomnias
- Trastornos de despertar
- Trastornos de la transición sueño-vigilia
- Parasomnias asociadas al sueño REM
- Otras parasomnias

3. Los trastornos del sueño en las enfermedades físicas/mentales
- En trastornos mentales
- En trastornos neurológicos
- En otras enfermedades físicas

EL TRASTORNO DEL SUEÑO

En una encuesta a personas de mediana edad, más de la mitad de los encuestados indicaron sufrir de vez en cuando de trastornos del sueño. 7 % de los hombres y 12 % de las mujeres habían tenido perturbado el sueño casi todas las noches. En una encuesta estadounidense en adultos, estaba tan perturbado el sueño en un 6 % de los encuestados que buscaron atención médica. En aproximadamente la mitad de los pacientes con trastornos del sueño, el médico les recetó un somnífero.

En todas las encuestas se encuentran dos resultados/diagnósticos:

1. Los trastornos del sueño son más comunes en mujeres que en hombres.
2. Los trastornos del sueño aumentan con la edad.

Los trastornos se expresan generalmente en tres formas diferentes, que pueden ocurrir individualmente, pero también juntos.

Problemas para dormirse
Problemas para dormir toda la noche
Despertarse demasiado temprano por la mañana

El trastorno más conocido es el problema de dormirse que se manifiesta en quedarse despierto, que en casos extremos durante varias horas. Mientras que las personas que duermen bien van a la

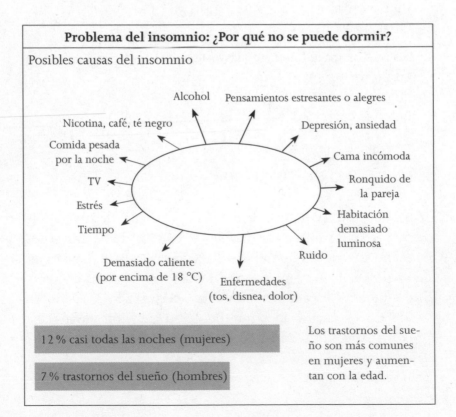

cama y en pocos minutos se duermen, las personas con trastornos del sueño tardan mucho tiempo en dormirse. La segunda forma de trastorno del sueño se caracteriza por frecuentes despertares nocturnos. El sueño es demasiado ligero. El durmiente se despierta a menudo, por lo general duerme de repente, pero también puede estar largo tiempo despierto. Esta forma de trastorno del sueño también es llamada trastorno del sueño de quedarse dormido.

Un tercer trastorno es el despertar prematuro en la mañana. La persona con los trastornos del sueño se despierta, por ejemplo, a las cuatro de la mañana y no puede dormir más.

¿Sentimientos subjetivos o medición objetiva?

Curiosamente, hay un número significativo de personas con trastornos del sueño que indican, de hecho, que no podían cerrar los ojos durante la noche, pero según los registros en el laboratorio del sueño dormían duran-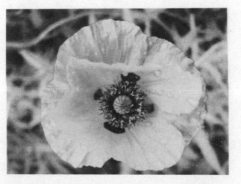
te varias horas. La gente suele sobrestimar el tiempo que necesitan para llegar a dormir. Así, en un estudio más amplio los pacientes indicaron que en promedio necesitan más de una hora para dormirse, mientras algunos registros mostraron un tiempo para adormecerse de menos de treinta minutos. El sueño perturbado es semejante a la sensación de dolor en sus propias experiencias. Por lo tanto es inútil cuestionar el hecho de experiencia a causa de medidas objetivas. ¿Qué aspectos del sueño son esenciales para la sensación de dormir bien y descansado? En este sentido existen diferencias individuales. Sería un gran progreso si se pudiera encontrar una relación entre las medidas objetivas (por ejemplo, ciertos patrones EEG) y la calidad subjetiva del sueño.

Es posible que las personas con trastornos del sueño formen un grupo en la población que reaccionan de manera particularmente sensible a los cambios en el sueño y la falta del sueño y valoran esto también negativamente. Se cree que en tales personas las funciones corporales permanecen activas después de quedarse dormidas y por lo tanto el sueño objetivamente discernible no se experimenta subjetivamente como el sueño.

LAS CAUSAS DEL INSOMNIO

En algunas personas con trastornos del sueño dominan las depresiones así como la ansiedad, y el trastorno del sueño en estos casos es una expresión de un trastorno mental. Pero no solo pensamientos estresantes —también alegres— pueden retrasar el sueño. A menudo las enfermedades interfieren el sueño con dolores que impiden al paciente dormirse. En otros pacientes la tos persistente o la dificultad para respirar interrumpe el sueño por la noche.

En personas saludables se encuentran a menudo condiciones del ambiente y entorno que interfieren con el sueño. Finalmente, el clima también se indica como una causa definible de insomnio. Uno de los pocos estudios sobre el tema mostró que tanto la presión atmosférica alta así como la baja favorecen la necesidad de dormir durante el día. Lamentablemente, no hay mucho conocimiento sobre la relación entre el clima y el sueño.

Es un hecho empírico que se duerme mejor en un ambiente familiar. Una cama extraña en una habitación de hotel por la noche y ruidos extraños pueden afectar el sueño. Incluso sujetos de experimentación en el laboratorio del sueño duermen mal por lo general en la primera noche.

Su tiempo de sueño es extendido, el primer episodio de sueño REM entra más tarde, el cambio de etapas y fases de despertar breves son comunes.

No solo las condiciones en la noche, sino también el tiempo que adelanta el sueño pueden afectar el sueño. Así, una actividad

¿Cuándo se debe visitar al médico?

En trastornos del sueño de causa desconocida, el médico tiene que aclarar si existen trastornos mentales u ocultos. Los trastornos del sueño son a menudo un primer signo de la depresión que no se reconoce inmediatamente. En tales casos, el tratamiento debe referirse a la enfermedad y no al síntoma del insomnio. También en otras enfermedades mentales y trastornos de adicción tales como el alcoholismo, los trastornos del sueño son comunes. Con la edad aumentan dramáticamente las quejas sobre el sueño, lo que también se refleja en el elevado consumo de somníferos. Es difícil decidir, cuando el sueño de la noche es a menudo intermitente y poco satisfactorio subjetivamente, si es el resultado de un proceso normal de envejecimiento del organismo, o si debe ser considerado como una consecuencia de cambios patológicos.

inusualmente intensa, física o mental durante las horas nocturnas de sueño es perjudicial. Incluso una comida pesada en la noche puede afectar el sueño, especialmente cuando está asociada a excesos de alcohol, café o nicotina. Especialmente en la tercera edad, se producen con frecuencia trastornos del sueño sin que puedan ser atribuidos a una causa específica. Evidentemente con la edad el sueño se vuelve más "frágil" y ya no puede continuar sin interrupción durante varias horas.

Tales cambios en el sueño relacionados con la edad no necesariamente pueden experimentarse como un trastorno. Existen numerosas causas pequeñas que no están relacionadas con enfermedades, pero que roban el sueño.

Estas causan pueden ser:

- El ronquido de la pareja en la cama
- El estrés y tensión constante
- Los problemas maritales
- Problemas en el trabajo
- Los temores y preocupaciones

¿Qué se debe evitar?

- Comida pesada tarde en la noche.
- Aunque el alcohol puede promover el sueño, conduce a un sueño más superficial y a despertar en medio de la noche. También las pesadillas pueden ser una consecuencia del consumo de alcohol.
- La nicotina, pues actúa como un estimulante.
- El café o té negro por su efecto estimulante fuerte.
- Los programas de televisión emocionantes.
- El ruido en cualquier forma es un asesino del sueño.
- Alta temperatura ambiente (no debe superar los 18 °C).
- La habitación debe estar oscura, porque la luz puede afectar negativamente el sueño.
- El colchón no debe ser demasiado duro, pero tampoco combarse demasiado.

INSOMNIO PSICÓGENO

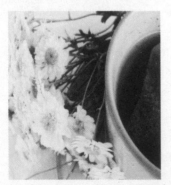

Este insomnio psicofisiológico es a menudo el resultado de un error de programación del sueño debido a hábitos de sueño desfavorables.

Las irregularidades en la hora de acostarse son partes de él, así como "estar demasiado tiempo reposando en cama". Actividades en la cama como hablar de los problemas, cavilar, leer mucho, ver la televisión o incluso tener expectativas desmedidas sobre el propio sueño, lo dificultan sin querer.

INSOMNIO DE PSICOSIS REACTIVA

Sus causas son generalmente los cambios drásticos en la vida de la persona en cuestión. Por ejemplo, cuando están preocupados por el puesto de trabajo, tienen problemas de pareja, exámenes inminentes o han vivido la muerte de una persona cercana. Incluso los acontecimientos felices están incluidos. Los afectados suelen saber muy bien por qué no pueden dormir. A veces este trastorno del sueño desaparece cuando se adquiere mayor tolerancia a la nueva situación, a veces persiste, sin embargo, y debe ser tratado.

TRASTORNO DEL SUEÑO

Las personas afectadas por este trastorno del sueño están convencidas de que duermen muy poco o demasiado mal, aunque el estudio en el laboratorio del sueño demuestra claramente que duermen bien y lo suficiente. La calidad de su propio sueño se percibe mal. Especialmente, las fases de sueño ligero no se perciben a veces como sueño. Se preocupan innecesariamente por el sueño.

SÍNDROME DE LA FALTA DEL SUEÑO

Las personas afectadas duermen con regularidad un tiempo demasiado corto debido a circunstancias externas. Detrás de ello está la tendencia a posponer la necesidad de dormir por centrarse más en sus intereses y responsabilidades: la televisión, el trabajo profesional, la vida social. Así, el cuerpo entra en un estado de agotamiento con muchas alteraciones físicas, pero también con bajones de humor, irritabilidad, falta de concentración y de memoria.

TRASTORNOS DEPRESIVOS

Los trastornos del sueño también pueden ser síntomas de depresión. La mayoría de los afectados no pueden dormir bien. Se despiertan por la noche y a menudo por la mañana más temprano que de costumbre. Pensamientos angustiosos les impiden dormir.

Muchos se quejan de malos sueños. Si dicho trastorno del sueño se diagnostica, a continuación, en cualquier caso, la enfermedad subyacente debe ser tratada.

TRASTORNOS DE ANSIEDAD

También los trastornos de ansiedad se asocian a menudo con problemas para dormir y quedarse dormido. Los afectados despiertan en la noche con palpitaciones, sudoración y dificultad para respirar. A veces las pesadillas son la razón, a veces los ataques de pánico también se producen de forma espontánea. La ansiedad y los pensamientos les impiden a muchos pacientes adormecerse de nuevo.

TRASTORNOS DE SUEÑO POR ESTRÉS POSTRAUMÁTICO

Graves acontecimientos traumáticos —como los accidentes, la violencia, el abuso, la guerra o los desastres naturales— persiguen a sus víctimas toda la vida. Hablamos de un "trastorno de estrés post-traumático". Durante el día puede lograr desalojar estas experiencias y las imágenes, pero por la noche irrumpen a menudo sin querer de nuevo en forma de trastornos del sueño los miedos, los sueños y pesadillas. Para hacer frente a tales experiencias se debe ayudar al afectado con psicoterapia.

ALCOHOLISMO

El uso constante de alcohol puede dañar la estructura normal del sueño. Uno se adormece más rápido bajo la influencia del alcohol, pero a la larga el sueno profundo y el sueño REM quedan suprimidos. Durante la noche, cuando el alcohol se metaboliza en el cuerpo, se produce el síndrome de abstinencia. Se tienen pesadillas o los afectados duermen inquietos y se despiertan inesperadamente.

TRASTORNOS DEL SUEÑO POR DEPENDENCIA DE HIPNÓTICOS

Tras un consumo a largo plazo de hipnóticos, el cuerpo puede acostumbrarse a la ayuda sintética del sueño. A menudo la dosis de medicamentos tiene que ser aumentada porque el cuerpo ya no responde como de costumbre a su ingestión. Después de la interrupción de los hipnóticos a menudo se produce insomnio, incluso más que antes de empezar a tomar somníferos. Los síntomas pueden durar mucho tiempo y conducir a mareos, inquietud y náuseas durante el día.

TRASTORNO DEL SUEÑO POR DEPENDENCIA DE ESTIMULANTES

El uso de los denominados estimulantes como anfetaminas, nicotina, cafeína o fármaco anorexígeno (supresor del apetito), puede reducir el sueño o suprimirlo completamente. También las sustancias de algunos medicamentos, tales como la teofilina (sustancia contra el asma) pueden tener un impacto negativo en la duración y la calidad del sueño.

CAMBIOS DEL SUEÑO
RELACIONADOS CON LA EDAD

La opinión generalizada de que las personas mayores necesitan menos horas de sueño que los jóvenes es falsa. Sin embargo, es cierto que con la edad disminuye la capacidad de dormir toda la noche y por mucho tiempo.

Las personas mayores, sin embargo, pueden compensar más fácilmente la falta de sueño ya que pueden hacer una pequeña siesta durante el día.

Se corresponde con las necesidades naturales del cuerpo hacer por lo menos una siesta al día.

El sueño cambia con la edad y se vuelve —a pesar de la buena salud— más frágil y vulnerable.

A lo largo de la vida un proceso supuestamente natural como el sueño es cada vez más problemático.

Los trastornos del sueño a veces pueden ser difíciles de distinguir de los normales cambios del sueño relacionados con la edad.

Las dificultades para dormir de forma permanente y adormecerse frecuentemente durante el día, sin embargo, también están relacionados con la edad e indican trastornos del sueño que necesitan tratamiento.

Dado que las enfermedades físicas y mentales en que ocurren el dolor y la depresión a menudo asociado con los trastornos del sueño, la distinción entre causa y efecto es difícil.

DESPERTARES FRECUENTES

Mientras que la proporción de sueño REM en la edad sigue siendo la misma, el sueño profundo se reduce significativamente. Por la noche hay despertares frecuentes. Los estudios han demostrado que en las personas mayores de 60 años se pueden producir hasta 150 despertares en la noche. En los jóvenes en cambio hay en promedio cinco despertares por noche. Los afectados, sin embargo, no pueden recordar los despertares, pero a la mañana siguiente se sienten cansados y tienen la impresión de haber dormido muy inquietos por la noche. La mayoría de las personas mayores de 65 años se despiertan al menos una vez en la noche debido a un aumento de la necesidad de orinar. Según un estudio americano (1990) más del 50% de las personas mayores de 65 años sufren trastornos del sueño. La mayoría de las quejas se refieren a trastornos de adormecerse y mantener el sueño.

EL SUEÑO Y LAS ENFERMEDADES GERIÁTRICAS

La edad no solo afecta la creciente inestabilidad del sueño, sino también el impacto negativo de las enfermedades crónicas. Estas incluyen el asma y otras enfermedades respiratorias, así como las enfermedades del corazón y la artritis. Las víctimas despiertan por la noche debido al dolor, picazón y tos. También, numerosos medicamentos para el tratamiento de tales enfermedades pueden interferir con el sueño. Los efectos se deben discutir con el médico, ya que la calidad del sueño a menudo puede mejorar dramáticamente por cambios temporales en la toma de la medicación o por ajustes de la dosis. Muchas personas se sienten más seguras al tener disponibles somníferos en caso de ser necesarias.

Los somníferos en la edad

El consumo excesivo en personas mayores tanto de somníferos con receta médica como sin ella es preocupante. Estudios han demostrado que algunas somníferos no tienen ningún efecto en las personas mayores o incluso aumentan su insomnio.

El sueño y la depresión

Las dificultades para adormecerse, las interrupciones del sueño y despertarse demasiado temprano pueden ser causadas por la depresión, a la que uno es más propenso con la edad. El desarrollo de la depresión es a veces sutil, es decir, no se percibe al principio, se refuerza con el tiempo y llega a convertirse en crónica. Algunos pacientes están convencidos de que su depresión es causada por su falta de sueño y desaparecería por sí misma si pudieran dormir normalmente.

El despertar temprano

Otro problema es el despertar temprano, que puede tener causas muy diferentes. Las causas pueden incluir ciertas sustancias en los somníferos, beber alcohol antes de dormir o la edad en sí.

Entre el sueño y la depresión existe una fuerte correlación. El mal sueño persistente puede llevar a la pérdida del apetito, de la fuerza motriz y de la alegría de vivir. Por otra parte, la pérdida de un ser querido a menudo provoca insomnio y depresión.

Los estudios han encontrado que el 75 % de las personas viudas sufren un mes después de la muerte de la pareja de trastornos del sueño. En la mitad de los casos, los problemas de sueño siguen existiendo después de un año. Mientras que algunas personas mayores sienten la falta de sueño y el insomnio como un dolor real, otros sufren principalmente de mal estado de ánimo y rendimiento disminuido en el día. Dado que no todos los trastornos del sueño muestran los mismos síntomas, los problemas no son reconocidos a tiempo.

LA SIESTA EN EL DÍA

La personas mayores que llevan una vida tranquila y apartada duermen a menudo durante el día. Sin embargo, hay estudios que sugieren que las personas activas jubiladas tienen menos problemas de sueño que las personas inactivas. Esto es porque personas jubiladas activas durante el día duermen a menudo menos. Principalmente, el sueño debe limitarse a la noche. Quien además hace una siesta corta durante el día debería hacerla siempre a la misma hora.

Más hábito

Las personas mayores suelen necesitar más tiempo para adaptarse a un ritmo irregular, como el cambio en el horario de trabajo. También la superación del *Jet lag* tarda en ellos más tiempo, sobre todo cuando se cambia varias zonas horarias.

Problemas específicos
del sueño en las mujeres

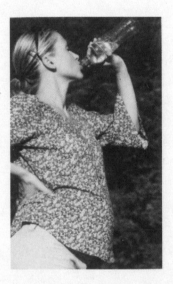

En la investigación, el tema de los problemas femeninos concretos ha sido descuidado durante mucho tiempo. Muchos médicos no se tomaban en serio las molestias del mal sueño de las mujeres. Estudios recientes indican que el interés en el sueño de las mujeres y los patrones, las necesidades y los problemas de sueño que cambian en el curso de la vida están creciendo. Estas investigaciones han demostrado que la frecuencia de las dificultades para conciliar el sueño y dormir en las mujeres es dos veces mayor que en los hombres. La calidad del sueño afecta la calidad de vida en general. Usualmente, las mujeres jóvenes tienen un sueño sano y tienden a tener menos trastornos de sueño que las mujeres mayores. Los trastornos del sueño en las mujeres jóvenes a menudo están asociados con la menstruación, el embarazo y la maternidad. Sin embargo, muchas mujeres duermen demasiado poco e ignoran los signos de la fatiga, la somnolencia diurna y otros efectos de la falta de sueño. Los cambios físicos y hormonales que experimentan en el proceso de envejecimiento afectan la calidad del sueño.

Sueño y ciclo menstrual

Las diferentes fases del ciclo menstrual afectan los patrones de sueño de las mujeres. Justo antes de la menstruación, en la fase premenstrual, algunas mujeres tienen un sueño intranquilo. Se despiertan con frecuencia durante la noche y sueñan intensamente. Otras mujeres se quejan de somnolencia diurna y fatiga intemperante y generalmente tienen una mayor necesidad de sueño.

¿Qué se puede hacer?
En el insomnio relacionado con la menstruación se debe prestar atención a su sueño, mantener un ritmo regular de sueño-vigilia, comer sanamente y evitar el estrés tanto como sea posible. Si los problemas de sueño interfieren con el funcionamiento del día, se debe consultar a un médico.

El sueño alterado se asocia con síntomas premenstruales tales como calambres abdominales, irritabilidad, sentimientos de hambre repentinos y violentos, e inestabilidades emocionales o cambios de humor. Generalmente, los trastornos del sueño se producen al comienzo de la menstruación y desaparecen después. En algunas mujeres, las tensiones relacionadas con la menstruación y una cierta irritabilidad también pueden conducir a trastornos de sueño de mayor duración hasta el insomnio crónico.

Sueño y embarazo

Al principio del embarazo, la necesidad del sueño aumenta en la mayoría de las mujeres. Se sienten cansadas durante el día y duermen por la noche más tiempo de lo habitual. La mayor necesidad de sueño está probablemente relacionada con la hormona progesterona, que se incrementa durante el embarazo. En etapas posteriores del embarazo —especialmente en los últimos tres meses— muchas mujeres tienen un sueño particularmente malo. Los estudios muestran que el patrón de sueño cambia: el sueño profundo disminuye y la tendencia a los despertares nocturnos aumenta. Algunas mujeres tienen dificultades para dormir en ciertas posiciones. En la última fase del embarazo el sueño puede ser perturbado por varias razones:

• Calambres en las piernas
• Dolor de espalda
• Ardor de estómago
• Movimientos del niño
• Malestar general
• Aumento de la micción

Dado que los somníferos se deben evitar durante el embarazo, hay que acudir a otras medidas de promoción del sueño. Los ejercicios para la relajación muscular favorecen el sueño y alivian las quejas relacionadas con el embarazo. La acidez puede ser evitada con el consumo de una dieta equilibrada. Tres horas antes de la hora de acostarse no se deben tomar comidas pesadas o picantes.

El estrés físicamente, con un efecto negativo durante el embarazo en relación con el sueño, se va después del nacimiento del niño, pero se produce inmediatamente un estrés nuevo como resultado de la atención del bebé. El sueño de la madre está constantemente perturbado porque el bebé se despierta con frecuencia durante la noche y debe darle pecho o alimentarlo.

SUEÑO Y MENOPAUSIA

En la menopausia se produce con más frecuencia el insomnio. Los cambios en la formación de las hormonas sexuales tienen un efecto directo sobre el sueño y afectan las hormonas importantes que están asociados con él. La pérdida de estrógenos provoca sofocos y sudores nocturnos. Muchas mujeres se despiertan por la noche acaloradas hasta llegar a la sudoración y su corazón late con rabia y ansiedad agonizante. Los sofocos duran unos minutos, pero se producen en algunas mujeres durante la noche de manera tan abundante que su sueño se ve interrumpido constantemente. El sueño malo e inadecuado puede conducir a fatiga diurna, irritabilidad y depresión. El aumento de la micción y la toma de medicamentos también pueden interferir con el sueño.

Sofocos: ¿Qué puede hacer?

- Regule la temperatura en la habitación.
- Prefiera ropa de cama de tela fina —preferentemente de algodón— que se sienta cómoda en la piel.
- Evite las bebidas con cafeína, azúcar y alcohol.
- Preste atención a los alimentos ricos en vitamina E, o tome suplementos vitamínicos adecuados.
- Pregunte a su médico por un tratamiento con preparaciones de estrógenos. Esta terapia, sin embargo, en los últimos años está cada vez más controvertida.

Algunos trastornos del sueño aparecen con mayor frecuencia en los años posteriores a la menopausia. Estos son, por ejemplo, trastornos respiratorios del sueño, que rara vez ocurren en mujeres jóvenes, pero después de la menopausia son más frecuentes. Otros factores de riesgo incluyen el sobrepeso y la falta de actividad física. Los ronquidos y la somnolencia diurna excesiva son signos evidentes de trastornos respiratorios relacionados con el sueño.

COMPULSIÓN NOCTURNA DE COMER

Algunas mujeres se despiertan por la noche y solo pueden volver a dormir después de comer algo. Si se excluyen otras causas médicas, como una úlcera, existe un problema de malos hábitos de alimentación durante el día.

¿Cuándo se necesita atención médica?

Los trastornos ocasionales del sueño que afectan de vez en cuando a todo el mundo no requieren tratamiento médico. Los problemas graves de sueño, sin embargo, pueden limitar a las mujeres en su desempeño general, perturbar su bienestar general y dañar sus relaciones sociales. En tales casos es aconsejable consultar a un médico. Debido a las fluctuaciones hormonales, el estrés familiar y los conflictos de rol que afectan la calidad del sueño, las mujeres son particularmente vulnerables a los trastornos del sueño. Si hay un trastorno grave del sueño, el médico de atención primaria la transferirá a un experto en medicina del sueño para un examen más detallado.

¿Qué se puede hacer?

- Crear un ambiente agradable en el dormitorio. La temperatura no debe ser demasiado alta y reducir ruidos molestos.
- Acostarse y levantarse a las mismas horas.
- No quedarse en la cama por la mañana para compensar el déficit de sueño.
- Levantarse temprano y seguir una rutina estructurada.
- Hacer una siesta corta si se necesita.
- Evitar los alimentos grasosos y picantes para evitar la indigestión y la acidez estomacal.

Los trastornos del sueño en niños y adolescentes

El sueño sano del humano es un bien muy preciado y una condición necesaria para la felicidad, la alegría y el equilibrio. Los niños con insomnio no solo sufren de esto sino que también esto puede convertirse en una pesadilla para toda la familia. Dado que la necesidad de dormir es muy alta en los niños, no es fácil definir exactamente el insomnio.

El ambiente adecuado para dormir

En épocas anteriores, el bebé y los niños dormían junto con el resto de la familia en una habitación y en general con otros niños en una habitación.

Nadie pensaba en el ambiente correcto o incorrecto para dormir.

Hoy en día sí se piensa en eso y en la influencia que tiene el entorno de sueño sobre la salud del niño.

Se trata también de la prevención de accidentes.

Está científicamente demostrado que un ambiente de sueño óptimo tiene una influencia positiva en la salud de los niños. Estos incluyen la cama, el colchón y la almohada adecuados, el clima interior óptimo y la ropa correcta.

La cama adecuada

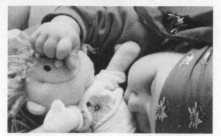

Dondequiera que el bebé duerma es importante que el área de dormir sea lo suficientemente grande y haya una excelente circulación de aire. Por lo tanto, el cochecito, cuna portátil o un subibaja como un "lugar fijo para dormir" no son adecuados para los bebés. Por un lado, falta la circulación de aire necesario, por el otro, el colchón no satisface los requisitos mínimos normales. Un niño debe dormir desde el principio de su vida en una cama propia. No mantenga la cama al lado de la calefacción ni directamente expuesta al sol. Desde su cama, el niño no debe alcanzar una lámpara, interruptor de luz, cables de alimentación, enchufes ni aparatos eléctricos.

¿El bebé en el pie de la cama?
Si utiliza una manta para su bebé, asegúrese de que esté acostado con los pies en el pie de la cama. Así, no puede deslizarse más abajo ni debajo de la manta.

La temperatura ambiente

La temperatura ambiente en la habitación donde duerme su hijo es importante. Para una temperatura ambiente óptima los siguientes factores son importantes:

- Temperatura ambiente: la temperatura óptima para dormir está entre los 16 °C y los 18 °C.
- Humedad: la humedad debe estar entre 60 - 70 %.
- El aire fresco: por supuesto el "aire fresco" es importante para un buen clima interior. Si ventila la habitación, a continuación, abra la ventana tanto cuanto sea posible por un breve periodo de tiempo, en vez de entreabrirla constantemente.

Fumar

No fume en el entorno del niño y menos donde duerme él, especialmente cerca de los niños que sufren de asma y alergias, pero también porque el tabaquismo pasivo es nocivo para ellos y aumenta el riesgo a desarrollar cáncer.

SONAMBULISMO

Un comportamiento típico durante el sonambulismo es estar sentado derecho en la cama. También ocurre que los niños realmente noctambulan y se despiertan con la impresión de que querer "marcharse". En algunos casos, llegan a tener comportamientos inapropiados, por ejemplo, hay niños sonámbulos que orinan en un armario. El sonambulismo ocurre con mayor frecuencia en niños de edades entre los cuatro y ocho años. Por lo general, ocurre en el primer tercio de la noche, es decir, en la fase más profunda del sueño. Puesto que los niños suelen crecer "hacia fuera" del sonambulismo, el tratamiento farmacológico es ra ramente necesario. Sin embargo, hay que tener precauciones de seguridad para evitar accidentes y despertar a los padres cuando el niño noctambula.

Precauciones de seguridad para los sonámbulos

* Cierres de seguridad en las ventanas
* Rejas en las escaleras
* Timbre de alarma en la puerta del cuarto del niño

LOS ATAQUES DE PÁNICO

Si los padres se despiertan en la noche por los gritos estridentes de su hijo, a menudo lo encuentran sentado derecho en la cama con el rostro enrojecido y bañado en sudor. A veces, el niño no nota los intentos de sus padres de calmarlo. Cuando se despierta, está confundido, desorientado y no recuerda las "pesadillas". A la mañana siguiente, no sabe de los acontecimientos de la noche. Los ataques de pánico nocturnos se producen con más frecuencia en la edad entre cuatro y doce años. Ya que el sonambulismo se produce en el primer tercio de la noche los padres pueden —a excepción de apaciguar a los niños— hacer poco al respecto. Afortunadamente, los ataques de pánico nocturnos disminuyen con la edad.

Pesadillas

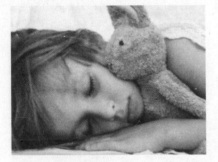

Los niños experimentan a veces horribles pesadillas: están siendo perseguidos por un hombre con un cuchillo o atacados por monstruos. Las pesadillas suelen ocurrir en una fase posterior del sueño como ataques de pánico, es decir, cuando el sueño llega a su punto máximo. Las pesadillas raramente llegan a manifestaciones tales como hablar, gritar o bracear. A la edad de tres a seis años se hacen más comunes y después disminuyen. También, muchos adultos tienen de vez en cuando una pesadilla.

Enuresis nocturna

En uno de cada tres niños hasta los 4 años se produce la enuresis. Los médicos del sueño ven la enuresis solo como trastorno si continúa después de la edad de 5 años. La enuresis nocturna ocurre por lo menos en un 20 % en niños de 6 años de edad y 10 % de los niños de 10 años de edad. Con la enuresis no existe por lo general un trastorno del desarrollo. Aunque los padres y los niños afectados se preocupan, la enuresis con el tiempo se termina. Esto no quiere decir que se deba ignorar. El miedo y la vergüenza suelen afectar la autoestima de los niños que a causa de enuresis no puedan ir a dormir en casa de los amigos o se nieguen a acampar. En estos casos, usted debe contactar a un médico, pediatra o un médico del sueño pediátrico para descartar causas médicas e informarse sobre los métodos con los que se puede entrenar la vejiga o sobre estrategias de comportamiento para hacer frente a los problemas.

TRASTORNOS DE MOVIMIENTOS RÍTMICOS NOCTURNOS

Los bebés y los niños pequeños se caen a veces al dormir por movimientos rítmicos, probablemente para de esta manera calmarse. Aunque los niños golpeen con su cabeza o cuerpo las rejas de la cama o pared de la cama —lo que asusta a los padres— casi nunca se hacen daño. A partir de los cuatro años de edad este comportamiento disminuye.

INSOMNIO MENTAL AGUDO O CRÓNICO

Básicamente, se distinguen tres causas complejas diferentes para el trastorno del sueño que se describen aquí.

Las causas agudas

El insomnio agudo se puede dar por circunstancias especiales de la familia, por el estrés debido a un cambio de lugar o escuela, por viajar, por visitas o por impedimentos físicos que lo pueden desencadenar temporalmente. Los niños que tienen una enfermedad dolorosa, como por ejemplo una otitis media, a menudo no pueden adormecerse o se despiertan durante la noche de nuevo debido al dolor. Asimismo, una piquiña fuerte, por ejemplo, por una dermatitis atópica o enfermedades de la piel les impiden a los niños dormirse. En cuanto las causas del insomnio agudo se eliminan, también desaparecen los trastornos del sueño.

Las causas crónicas

El insomnio crónico es el que más duración puede tener en un niño. Los resultados pueden ser ataques de sueño y somnolencia pronunciada, disminución del sueño, con trastornos de adormecimiento y quedarse dormido. Hay una serie de enfermedades en la infancia que están asociadas con trastornos del sueño.

Estas incluyen:

- La otitis media crónica
- Los pólipos agrandados
- Epilepsia u otras enfermedades del cerebro
- Cólicos abdominales o reflujo de la papilla ácida en el esófago (reflujo gastroesofágico)
- Asma
- Dermatitis atópica
- Alergias a los alimentos (especialmente a la leche de vaca)
- Ingestión de medicamentos (por ejemplo, remedios para el asma o reacciones secundarias a la medicación contra la hiperactividad)

Las causas psicológicas

En los niños existen trastornos de insomnio psíquico. La razón es la depresión, que puede ocurrir en la infancia y es difícil de detectar. Pero también la angustia por una separación, la pérdida de seres queridos y una situación difícil en el orden de hermanos pueden causar deficiencias mentales permanentes y por lo tanto inducir el insomnio. En este caso, los padres deben buscar el consejo de un psicólogo infantil. Posiblemente es necesaria una terapia psicológica para el niño o para la familia.

El síntoma de la somnolencia diurna

La somnolencia diurna en niños y adolescentes puede ser un síntoma precoz en trastornos del sueño graves que requieren tratamiento. Estos incluyen enfermedades como la narcolepsia, apnea del sueño o síndrome de fase de sueño retrasada. Una vez que los síntomas de insomnio se producen, debe ser consultado un médico.

SÍNDROME DE LA FASE DEL SUEÑO RETRASADA

Los niños con síndrome de fase retrasada del sueño —por lo general son los adolescentes— se quejan de que no pueden quedarse dormidos antes de las tres o cinco de la mañana y les cuesta levantarse a tiempo para ir a la escuela. Esto causa problemas para los padres, ya que tienen que sacar a su hijo cada mañana, literalmente, de la cama. Para muchos adolescentes hay una cura radical en el fin de semana. Si "salen" toda la noche el viernes y están despiertos todo el sábado, están tan cansados que se duermen alrededor de la medianoche. El domingo deberían despertarse a la hora habitual como si fuera un día de colegio. Estos tiempos de sueño y vigilia deberían cumplirse regularmente también en el fin de semana.

LA NARCOLEPSIA

La somnolencia diurna en los niños que sufren de narcolepsia, no se puede comparar con la de los niños sanos. Los niños narcolépticos pueden quedarse dormidos de repente mientras hablan, comen o incluso en una bicicleta. Tienen más veces al día ataques incontrolados de sueño, tienen alucinaciones visuales mientras se duermen y escuchan sonidos extraños. Al dormirse y despertarse pueden inmovilizarse y bloquearse al hablar. Con una risa o una emoción puede ocurrir una pérdida súbita del tono muscular. La duración de los ataques de sueño puede ser de unos pocos segundos a media hora.

En la etapa temprana de narcolepsia los niños tienen enormes dificultades para despertarse en la mañana. Poco después de despertar están confundidos, agresivos y ligeramente abusivos. Es muy importante reconocer la narcolepsia desde el principio porque la somnolencia diurna puede afectar el rendimiento en la escuela y los profesores y estudiantes con falta de conciencia interpretan los síntomas a menudo erróneamente como la pereza o la apatía. La situación de los niños con narcolepsia puede mejorar considerablemente con siestas regulares, cortas y determinadas y con medicamentos estimulantes.

Apnea del sueño

La apnea del sueño en niños se basa en una alteración del control respiratorio en el cerebro. En el sueño, estas alteraciones no se pueden compensar, lo que conduce a una interrupción periódica de la respiración. Las pausas cortas de respiración durante el sueño son normales, pero una apnea patológica de sueño se produce cuando:

- Las pausas de respiración se detienen diez segundos o más, y
- ocurren con una frecuencia mayor a cinco veces en una hora.

Dado que el comportamiento del sueño en los humanos se distingue individualmente, es difícil determinar los valores estándar. Por lo tanto, en la literatura existen diferentes puntos de vista, donde termina "normal" y comienza "patológico". Por ejemplo, se considera como valor límite para los adultos la apnea del sueño cuando hay:

- Pausas de respiración que duran 10 segundos o más, y
- ocurren con más frecuencia de diez veces en una hora

A pesar de las diferencias confusas en los valores estándar se puede diagnosticar claramente y tratar los síndromes de apnea del sueño. Los niños que sufren de apnea del sueño roncan fuertemente y se quejan de dolores de cabeza por la mañana. En algunos casos, ocurren inflamaciones frecuentes del tracto respiratorio superior. Estos niños deben ser tratados por un especialista. A veces es necesario comprar un monitor de casa que tenga alarma en caso de fallo respiratorio. En la mayoría de los casos, la apnea del sueño diminuye y con un tratamiento adecuado no conduce a un daño permanente.

Los bebés y la apnea del sueño

Incluso los bebés pueden tener problemas de respiración durante el sueño. En la mayoría de los casos, los bebés prematuros se ven afectados. La apnea del sueño en los bebés provoca una reducción del suministro de oxígeno y el retraso del crecimiento. El riesgo de muerte súbita del lactante también aumenta.

¿CUÁNDO SE NECESITA AYUDA MÉDICA?

En cuanto el sueño se convierte en un problema para el niño o para la familia es hora de ver a un médico. Por lo general, los trastornos del sueño de los niños que persisten más tiempo y no se pueden disminuir ni siquiera con los rituales familiares necesitan de tratamiento médico. La evidencia de un trastorno que requiere tratamiento puede incluir los siguientes factores:

- Trastornos de adormecimiento o quedarse dormido con frecuencia
- Orinarse
- El ronquido o jadeo durante el sueño
- No quererse ir a la cama
- Cansancio extremo durante el día

Según un estudio norteamericano uno de cada tres niños sufre en la edad preescolar de uno de los síntomas mencionados y en este sentido tiene un "trastorno del sueño".

¿QUÉ PUEDE HACER EL PEDIATRA?

El pediatra examinará si existe una causa física para el insomnio y la forma en que debe ser tratada. También compartirá consejos y asesorará a los padres, sobre qué rituales son los apropiados para el niño. A menudo, es de gran alivio para los padres saber que su hijo no está enfermo.

El camino a un especialista del sueño

Si es necesario, el pediatra le trasladará a un especialista del sueño pediátrico. Los especialistas del sueño dependen mucho de las observaciones de los padres. Cuando se hace una cita para una visita a un centro del sueño, se les pide a los padres anotar durante 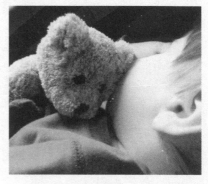 1 a 2 semanas el ritmo de sueño-vigilia del niño. El experto en medicina del sueño tiene que saber cuándo el niño se va a dormir, cuándo se levanta y qué eventos, con qué frecuencia y en qué momento perturban su sueño. Además, requiere información sobre el desempeño y la eficiencia del niño en el día. En un centro del sueño se hacen los exámenes físicos detallados y pruebas psicológicas. En el siguiente paso, se realizan diferentes estrategias de tratamiento para mejorar el sueño. La mayoría de los trastornos del sueño se pueden tratar con éxito cuando el método de tratamiento se ajusta de forma individual para cada niño. En los síntomas específicos como fuertes ronquidos o ataques convulsivos, es necesario un estudio en el laboratorio de sueño de aproximadamente una o dos noches. El sueño se registra mediante sistemas de vigilancia. Esta es a veces la única manera de diagnosticar trastornos del sueño. Para la captura de imágenes de sueño le ponen al niño, en la cabeza y, otras partes del cuerpo, los sensores para medir las ondas cerebrales, la actividad muscular, los movimientos de piernas y brazos, la función del corazón y respiración y otras funciones corporales. El movimiento del niño casi no se ve afectado por los aparatos de control y los instrumentos técnicos. Los resultados analizados se comparan después con los datos de otros niños de la misma edad que tienen un sueño normal. Se necesita adicionalmente, en algunos casos, un estudio del sueño. Por medio de diversas medidas médicas se intenta hacer dormir al niño cada dos horas durante un corto tiempo. De forma rápida con este método que está considerado como prueba de latencia múltiple del sueño, se mide el grado de somnolencia diurna de los pacientes.

Trastornos del sueño
en el trabajo por turnos

Hay millones de personas que trabajan por turnos. Las personas afectadas que necesitan dormir durante el día y trabajar por la noche enfrentan numerosos problemas; estos incluyen trastornos del sueño, asociados con una reducción en el rendimiento. Mediante la observación de algunas reglas básicas no solo se puede hacer más aguantable el trabajo por turnos sino también más seguro. En personas que trabajan en turnos aparecen, por lo general, dos problemas diferentes relacionados con el sueño:

- La dificultad para dormir durante el día, y
- La dificultad para mantenerse despierto por la noche.

Se ha demostrado que el trabajo por turnos puede causar problemas significativos en el entorno social y familiar, así como

La falta de sueño a causa del trabajo por turnos

Los trabajadores nocturnos sufren de falta de sueño permanente. En comparación con el promedio de duración del sueño de las personas que trabajan durante el día, su ciclo de sueño se reduce de dos a cuatro horas. El sueño durante el día es más susceptible a la interferencia, también está interrumpido con más frecuencia y no llega a la profundidad del sueño nocturno. Los trabajadores por turnos sufren de vez en cuando, en virtud de la falta del sueño, grandes dificultades para adormecerse o mantenerse dormidos.

una propensión superior a las enfermedades. Se ven afectados, en particular, los trabajadores del turno de la noche (por lo general, entre las 23:00 y las 07:00 horas) o en turnos rotativos. El ritmo biológico circadiano del ser humano determina el ciclo de sueño y vigilia. En los adultos un buen estado de salud del sueño tiene lugar en una etapa determinada de este ritmo circadiano. Esta relación se ve perturbada para los trabajadores del turno de noche que deben obligarse a dormir en el día, a pesar de que el cuerpo está en estado de vigilia.

En la ciencia, el periodo de adaptación se evalúa de manera diferente a los cambios constantes del turno. Algunos investigadores presuponen tres años, otros creen que el cuerpo nunca puede acostumbrarse a irregularidades de sueño-vigilia. Los trastornos del sueño causados por el trabajo por turnos son especialmente complicados cuando se añade el insomnio, la apnea del sueño o los efectos que surgen cuando los afectados, debido a la falta de tiempo, no duermen lo suficiente. Cuando haya sospecha de trastornos del sueño se debe consultar a un médico.

TRASTORNOS DEL RITMO CIRCADIANO Y SUS SECUELAS

La mayor fatiga se siente entre dos y cinco de la mañana, el rendimiento de los trabajadores por turnos, después de años de trabajo nocturno se verá significativamente afectado. Numerosos estudios han demostrado que la fatiga tiene un impacto negativo en el rendimiento físico y mental, la función motora y el estado de ánimo. La fatiga y la falta de sueño de los trabajadores nocturnos una y otra vez son factores causales de accidentes. Los trabajadores por turnos también están confrontados con los problemas sociales, ya que trabajan cuando otros duermen y viceversa duermen en momentos cuando otros trabajan, o siguen su actividad de recreo. Muchos de los trabajadores nocturnos se quejan de que no tienen tiempo para la familia y los amigos, citas y quehaceres cotidianos. Ya que la vida pública y social se orienta en el ritmo de la jornada de trabajo, estos se sienten excluidos y frustrados.

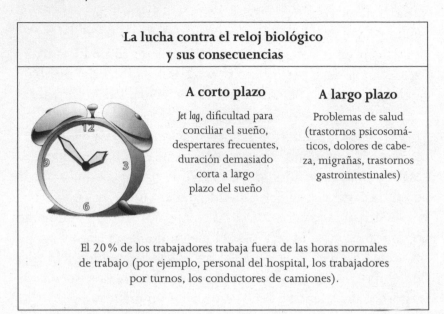

La lucha contra el reloj biológico y sus consecuencias

A corto plazo

Jet lag, dificultad para conciliar el sueño, despertares frecuentes, duración demasiado corta a largo plazo del sueño

A largo plazo

Problemas de salud (trastornos psicosomáticos, dolores de cabeza, migrañas, trastornos gastrointestinales)

El 20 % de los trabajadores trabaja fuera de las horas normales de trabajo (por ejemplo, personal del hospital, los trabajadores por turnos, los conductores de camiones).

LAS ESTRATEGIAS DE TRATAMIENTO

La estrategia de tratamiento depende fundamentalmente de las actividades de la persona en cuestión. Debido a los diferentes procesos del trabajo y los requisitos se recomienda, por ejemplo, a los empleados del hospital otras medidas conductuales que las aconsejadas para los trabajadores de la cadena de montaje. Por supuesto hay gente que se puede adaptar al trabajo por turnos. Los llamados noctámbulos pueden acostumbrarse al turno de noche más que los de tipo de mañana. Para personas mayores es más difícil adaptarse al trabajo por turnos o de noche. Hay varias maneras de acostumbrarse más fácilmente al trabajo por turnos. El éxito depende sobre todo de cada persona y de las condiciones de trabajo.

LOS PLANES DE LOS HORARIOS DE TRABAJO

Son más ventajosos los horarios de trabajo que ordenan a los trabajadores cierto tiempo obligatorio en que deben estar despiertos y tienen que trabajar, mientras que fuera de estos horarios pueden dormir durante su tiempo disponible. La posibilidad del uso de los horarios de turnos depende en gran medida de la naturaleza de las empresas y las funciones por realizar. Son particularmente favorables los planes de turno en los que la transición entre los turnos —en la adaptación al ritmo circadiano— corre deliberadamente en sentido de las agujas del reloj. El cambio se realiza en el caso ideal del día —en la noche— hasta el turno de noche.

Para que todos estén contentos

Varios estudios han demostrado que la consideración de los factores circadianos en la planificación de las horas de trabajo para aumentar la productividad, contribuye a una mayor satisfacción de los empleados y reduce el riesgo de accidentes.

No existe una solución ideal para los planes de los turnos más bien, tienen que adaptarse los requisitos empresariales en cada caso individual, ajustándose con los aspectos de salud. Con programas focalizados se puede evitar la fatiga o al menos reducirla. Se ha demostrado que pequeñas pausas tienen un efecto positivo en la capacidad de concentración y por lo tanto en la eficacia en el trabajo. Desde un punto de vista empresarial, los horarios útiles de trabajo coordinados son una herramienta importante para aumentar la productividad y asegurar una mayor satisfacción en el trabajo.

HORARIOS DE SUEÑO Y VIGILIA FIJOS

Los trabajadores nocturnos siempre deberían ir a dormir incluso en sus días libres, a horas fijas. Si se pospone el sueño en días libres del día a la noche, luego es difícil acostumbrarse a los días de trabajo.

Los trabajadores de turnos de rotación pueden facilitarse la adaptación al nuevo turno mientras posponen su tiempo de sueño-vigilia en los últimos días del turno correspondiente con una a dos horas por adelantado. De esta manera, el cuerpo puede adaptarse al ritmo cambiado del turno de noche. Sin embargo, la situación familiar o social no siempre permite estos cambios del tiempo. Esta técnica conduce al éxito solamente cuando los tiempos de sueño y vigilia que se distribuyen por turnos, se cumplen consecuentemente también en los días libres. Aún más difícil que para los trabajadores del turno de la noche es la situación de los trabajadores en servicio de disponibilidad, porque no pueden tomar medidas para adaptarse a determinadas horas de sueño y vigilia. Para ellos, es particularmente importante estar siempre descansados.

Las siestas cortas pueden ser útiles cuando no es posible tener un ritmo sueño-vigilia regular.

Aunque el sueño sin interrupciones es demostrablemente más saludable que un sueño en diferentes etapas, los trabajadores de turnos que no duermen lo suficiente durante el día pueden compensar con siestas cortas los tiempos de sueño inadecuados y así adquirir la cantidad de horas enteras y necesarias de sueño. Las siestas cortas durante el día pueden aumentar el rendimiento.

Durante el turno, es problemático hacer una siesta corta ya que el rendimiento se ve afectado inmediatamente después de despertarse. En general, alrededor de 15 minutos a una hora después de despertarse se siente una pereza que crea la necesidad física de permanecer en reposo. Esto debe ser considerado especialmente si el tipo de trabajo que se requiere exige reaccionar con alarma inmediatamente.

La siesta corta

Las siestas cortas fuera del horario de trabajo pueden contribuir a balancear el sueño corto durante el día para los trabajadores por turnos, cuando han tenido tiempo tomando bajo consideración el ritmo circadiano en el momento adecuado. Aunque el sueño corto no puede sustituir el tiempo del sueño regular, es un medio útil para compensar el déficit de sueño y temporalmente aumentar la vigilancia.

SOMNÍFERO DE PRESCRIPCIÓN OBLIGATORIA

Los trabajadores por turnos a menudo utilizan hipnóticos (somníferos), como las benzodiacepinas, para dormir a la hora, que es contrariamente al ritmo diurno (circadiano). Cuando se utilizan somníferos se tienen que considerar los efectos secundarios no deseados. No deben tomarse durante un periodo largo, ya que su eficacia disminuye con el tiempo y el riesgo de dependencia física es demasiado grande. Además, los somníferos ayudan al sueño durante el día pero aumentan insignificantemente la vigilancia y el rendimiento durante el turno de la noche siguiente. Aunque los somníferos ayudan a corto plazo y junto con otras medidas pueden ser útiles, no eliminan la causa de los problemas de sueño típicos de los trabajadores por turnos, ya que los somníferos no pueden sustituir el reloj interno.

¿Está bien usar somníferos sin receta médica?

Si usted cree que de vez en cuando una pastilla para dormir le ayuda, consulte a su médico de familia. Los medicamentos que se consiguen sin receta no deben tomarse sin consultar a su médico, ya que dependiendo de la preparación pueden causar somnolencia prolongada después del sueño y por lo tanto conducir a un riesgo en el lugar de trabajo.

Los estimulantes

Los resultados del estudio muestran que el uso ocasional de estimulantes, como la cafeína, reducen la fatiga y aumentan el estado de alerta durante el turno de noche. Sin embargo, no se deben tomar cuatro horas antes de acostarse, ya que la cafeína produce dificultad para dormirse y mantenerse dormido.

La melatonina

La secreción de melatonina formada en el cerebro está sujeta a un ritmo circadiano que afecta el ciclo sueño-vigilia. La melatonina es una hormona producida por la glándula pineal. La última investigación se centra en el efecto de la melatonina producida sintéticamente, que toman trabajadores del turno de la noche y por la mañana para tomar el control del ritmo circadiano para que puedan dormir durante el día y trabajar de noche.

La terapia de luz

Se ha demostrado en diversos estudios que el uso de luz ayuda a soportar la adaptación a un ciclo de sueño alterado. Así como la luz del día afecta el reloj interno, la luz artificial puede afectar la posición de fase de varias funciones del cuerpo. Con las aplicaciones de luz, se puede cambiar el ciclo de sueño-vigilia para que los trabajadores del turno de la noche puedan dormir durante el día y estar despiertos por la noche para trabajar. Existen diversos dispositivos en el comercio especializado que son adecuados como fuente de luz. El especialista del sueño diseña horarios precisos para la aplicación de la luz.

Los trabajadores en turnos nocturnos pueden llevar gafas de sol después del trabajo en el camino a casa para reducir el efecto de la luz del día en el reloj biológico del cuerpo.

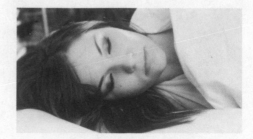

LA HIGIENE DEL SUEÑO

Los trabajadores por turnos se benefician significativamente de las normas de higiene del sueño. Según estas normas, solo se permite dormir y tener sexo en la cama. No se debe ver la televisión en la cama o trabajar. La temperatura ambiente debe mantenerse baja y la habitación oscura (prácticamente con cortinas oscuras o persianas). Antes de irse a la cama hay pequeños rituales que promueven el sueño, tales como cepillarse los dientes y cambiarse la ropa. Para apoyar el sueño es ideal para los trabajadores por turnos, el llamado "ruido blanco". Por ejemplo, ruidos de ventilador o radios puestos a altas frecuencias que puedan cubrir el ruido de fondo no deseado. Del mismo modo, es útil apagar el teléfono (si es necesario, encender el contestador), poner el timbre o una señal con las palabras "por favor no molestar".

LAS CONDICIONES EN EL LUGAR DE TRABAJO

El grado de conciencia está determinada, en los trabajadores por turnos, por varios factores. Para estos la luz y la tempera tura ambiente desempeñan un papel importante en el lugar de trabajo, pero también el grado de independencia en el trabajo realizado. Las bajas temperaturas son siempre preferibles a altas. Las habitaciones luminosas aumentan la vigilancia. Los empleadores deberían asegurarse de que los trabajadores del turno de la noche tengan un suministro caliente de bebidas con cafeína y comidas sanas.

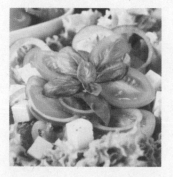

LA ALIMENTACIÓN

Una dieta saludable tiene un efecto positivo en el sueño. Los trabajadores por turnos deberían consumir comidas con alto contenido de proteínas y carbohidratos, así como algunas que sean difíciles de digerir y alimentos fritos. Los trabajadores por turnos (como todos los demás) no deben ir a la cama con hambre, ni deben consumir comidas abundantes cerca de la hora de acostarse.

Resumen

Ya que el trabajo por turnos puede afectar mucho el comportamiento del sueño de los empleados y hay muchas medidas para hacerse el sueño y la vida más fácil, se resumen los consejos más importantes:

- Preste atención a la buena higiene del sueño
- Utilice tapones para los oídos o una máscara de sueño contra el ruido y la luz
- Evite la cafeína en las últimas cuatro horas antes de ir a dormir
- Evite el uso excesivo de alcohol
- Los somníferos pueden ser útiles para la reducción de insomnio. Al elegir una pastilla para dormir adecuada, siempre se debe consultar a un médico
- Evite medicamentos de venta libre, a menos que se demuestre que no tienen efectos secundarios
- El uso de la melatonina puede ser muy útil para la inducción de un periodo de sueño

RONQUIDOS:
LA SIERRA EN LA CAMA

A la gente le gusta hacer bromas acerca de las personas que roncan, pero el ronquido es todo menos una cosa divertida. El ronquido fuerte puede ser un signo grave de trastornos respiratorios del sueño.

Indica un estrechamiento de las vías respiratorias, que complica el respirar a los afectados en el sueño. Los sonidos típicos de ronquidos resultan de los esfuerzos de las vías respiratorias estrechadas.

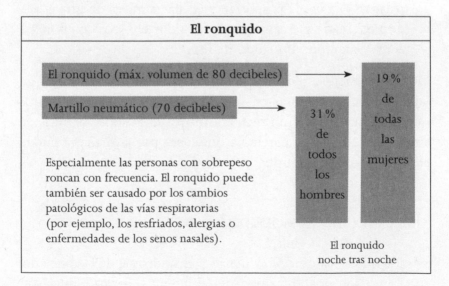

El ronquido

El ronquido (máx. volumen de 80 decibeles)

Martillo neumático (70 decibeles)

31% de todos los hombres

19% de todas las mujeres

Especialmente las personas con sobrepeso roncan con frecuencia. El ronquido puede también ser causado por los cambios patológicos de las vías respiratorias (por ejemplo, los resfriados, alergias o enfermedades de los senos nasales).

El ronquido noche tras noche

Se estima que alrededor de 10 a 30% de los adultos roncan durante el sueño. En la mayoría de los casos, no se necesita tratamiento porque el ronquido en sí mismo no es peligroso para la salud. Sin embargo un ronquido extremadamente fuerte e irregular suele ser el primer síntoma de la apnea del sueño, una enfermedad potencialmente peligrosa.

¿QUÉ ES EL RONQUIDO?

Durante el sueño, el cuerpo se relaja. Todos los músculos se relajan, incluso en la garganta y en la faringe. Esto puede conducir a que la lengua acostada caiga hacia atrás y las paredes laterales de la garganta se extiendan más hacia las vías respiratorias. En la secuencia, la trayectoria de aire está parcialmente bloqueada en diferentes sitios y en diferentes personas. El durmiente respira a menudo a través de la boca con el fin de obtener mejor aire, lo que produce un sonido de ronquido, porque:

- La continuación posterior del paladar, llamado el velo del paladar, y la úvula empiezan a oscilar a través de una estela de aire creada y crean turbulencias por el bloqueo en la vía aérea generando un ruido de flujo.

Otra consecuencia de la respiración por la boca es el secado de las membranas mucosas en la boca y la garganta. Para aquellos que duermen solos y no reciben información sobre hábitos de sueño de parte de su pareja, la boca seca por la mañana puede ser un signo de ronquidos.

¿EL RONQUIDO ES MÓRBIDO?

Se sabe que el ronquido ordinario y el síndrome de la apnea del sueño no son dos enfermedades diferentes. Básicamente, son diferentes formas de la misma enfermedad. La enfermedad suele comenzar como ronquido ordinario. Solo se produce un ligero estrechamiento de la vía aérea, por lo general por una caída hacia atrás de la lengua cuando se está acostado, de esta forma se genera el ronquido.

A lo largo de los años, hay un estrechamiento aumentado de la vía aérea durante el sueño, hasta que se cierra completamente. Se hace notar que hay un ronquido cada vez más fuerte y más irregular y la aparición de apnea, que a veces termina por un "explosivo" ronquido. En tales situaciones, el durmiente temporalmente no puede respirar. Así se despierta y las vías respiratorias se abren de nuevo. De esta manera, el flujo normal de sueño se perturba y el cerebro temporalmente recibe poco oxígeno. Por lo tanto, el ronquido puede ser el inicio de un síndrome de apnea del sueño. Pero no todos los que roncan están en riesgo. Se distingue entre los siguientes tipos de ronquido:

- El ronquido sin interrupciones de respiración: algunas personas roncan toda la vida sin interrupciones respiratorias en un número significativo.
- Roncadores con pocas interrupciones en la respiración: otras personas roncan y desarrollan las interrupciones de la respiración y desaturaciones de oxígeno de la sangre. En este caso, los ronquidos se producen en cantidades tan pequeñas y son de tan corta duración que no necesitan ser tratados.
- Roncadores con apnea patológica: un último grupo de personas ronca y desarrolla apnea y desaturación de oxígeno de la sangre y deben ser tratados ya que ambas conducen a trastornos físicos como fatiga durante el día y adormecimiento; asimismo, a lo largo de los años presentan un agravamiento significativo cardiovascular.

Una forma especial es el "Upper-Airway Resistence-Syndrom" (UARS). En este caso, aparecen estrechamientos muy pequeños de las vías aéreas, que no muestran ningún ronquido y en la medida poligráfica no causan ninguna reducción apreciable del flujo de aire, pero aun así conducen a una reacción de despertar.

Estas personas presentan una somnolencia diurna significativa. Para el diagnóstico es necesario un estudio de laboratorio del sueño con la detección de reacción de despertares en este caso particular solo se llega al éxito de una terapia iniciada (terapia CPAP como en la apnea del sueño) si un estrechamiento de las vías respiratorias era la causa.

> **Importante**
>
> Si usted sufre de ronquido ordinario o de síndrome de apnea de sueño peligroso, solo puede diagnosticarlo un experto.

¿INOFENSIVO O PELIGROSO?

Para distinguir entre ronquido inofensivo y síndrome de apnea del sueño peligroso se deben tener en cuenta dos puntos:

- En primer lugar, se distingue el ronquido "inofensivo" del ronquido peligroso dado que el primero se trata de un ronquido habitual, popularmente expresado "como serrucho". El ronquido peligroso es interrumpido por la apnea, es decir por periodos en los que la persona que duerme no está respirando. Estos son a menudo terminados por un ronquido fuerte, que sigue a una o más respiraciones que luego se interrumpe por una nueva apnea. Las apneas pueden durar hasta un minuto o más.
- Se puede diferenciar el ronquido inofensivo del ronquido peligroso mediante sus efectos. En el caso del primero, el durmiente se siente generalmente descansado el día siguiente; en el ronquido peligroso, es decir roncando con apneas, se siente muy cansado. Duerme durante el día sin quererlo, en situaciones en las que su atención no se requiere (leer periódicos, ver televisión), pero en el curso de la enfermedad también se duerme en el lugar de trabajo o, lo que es muy peligroso, mientras se está conduciendo. Esto ocurre a menudo por un tiempo muy corto; y se denomina del "micro sueño".

Los factores de riesgo

Que alguien ronque muy fuerte puede estar influenciado por varios factores. Estos incluyen el alcohol, el sobrepeso y las drogas.

El alcohol

Que una persona después de beber alcohol ronque, aunque normalmente duerma tranquila, tiene varias causas. Entre otras cosas, el alcohol conduce a la relajación aumentada de todos los músculos, incluso de los músculos faríngeos con el problema del estrechamiento de la vía aérea. Así, una persona que normalmente no ronca porque durante el sueño tiene las vías respiratorias suficientemente anchas, puede convertirse en un roncador por un estrechamiento ligero de las vías aéreas relacionado con el alcohol.

Riesgo-secuela

En una persona que tiene las vías respiratorias ligeramente estrechas sin el consumo de alcohol, puede ocurrir un estrechamiento por consumo de este. El ronquido inofensivo se convierte entonces en un ronquido con cierres de respiración y apneas. Además, el accionamiento respiratorio en el cerebro se reduce bajo la influencia de alcohol y la reacción de alarma comienza con retraso.

Por esto ocurren apneas obviamente más y más largas. Como resultado, puede aparecer un síndrome de apnea del sueño o si lo existe puede empeorar.

El sobrepeso

El sobrepeso no es solo un riesgo para la enfermedad cardiovascular, sino también para el ronquido y el síndrome de la apnea del sueño. Clásicamente, la persona que ronca tiene sobrepeso, aunque hay pacientes delgados que también roncan. Normalmente es suficiente bajar de peso para corregir el ronquido. Con la pérdida de peso se reduce el tejido adiposo, por tanto, la función de los músculos de la faringe y los músculos respiratorios (debido al almacenamiento de menos grasa), mejoran y la capacidad de las vías aéreas en la garganta aumenta de nuevo.

LOS MEDICAMENTOS

Los somníferos, los calmantes y los medicamentos que suben el ánimo pueden —como el alcohol— independientemente de la dosis, aumentar el ronquido y las posibles apneas. En un roncador común, que ya tiene un ligero estrechamiento de las vías aéreas, puede transformar el ronquido inofensivo a un ronquido con cierres de respiración y apneas.

¿SE PUEDE TRATAR EL RONQUIDO?

El ronquido es desde siempre un problema. La regla general es que todo lo que expande las vías respiratorias o produce su estrechamiento, favorece el ronquido.

MEDIDAS GENERALES

En conclusión inversa a los factores de riesgo mencionados anteriormente, podemos afirmar que las siguientes medidas pueden dar mayor tranquilidad en el dormitorio:

• Renunciar al alcohol
• Perder peso
• Renunciar al uso de somníferos

¿Una píldora contra el ronquido?

Hasta el momento no existe una cura milagrosa, pero una cosa es cierta: quien la invente seguramente nunca tendrá que trabajar más.

La prótesis contra el ronquido

Con respecto a la prótesis médica antirronquidos se han hecho muchos intentos:

- Existen unas similares a dentaduras protésicas que se utilizan en la noche y que presionan la lengua con un palo hacia abajo y así intentan evitar una caída de la lengua hacia atrás durante el sueño. Estas prótesis cuestan alrededor de 100 euros.
- Hay prótesis especiales adaptadas a la dentadura que mueven un poco la mandíbula inferior hacia adelante y con ello amplían la faringe. Estas prótesis son muy incómodas de llevar. Cuestan un máximo de 1000 euros y pueden deformar permanentemente la mandíbula y causar dolores de cabeza y, especialmente, dolores en la articulación de mandíbula.
- Además, hay una gran cantidad de otros modelos sobre los cuales el médico puede dar información.

En general, los resultados de las prótesis son muy insatisfactorios. En algunos pacientes hay una mejora temporal que por desgracia no suele ser de larga duración.

EL SÍNDROME DE APNEA DEL SUEÑO

El síndrome de apnea del sueño forma parte del trastorno del sueño más comúnmente diagnosticado en un laboratorio del sueño. Sin embargo, en la población, todavía es considerada como una enfermedad exótica y rara. Aunque el síndrome de apnea de sueño está tan extendido como la diabetes, alrededor de 2 a 4% de la población sufren de apnea del sueño. Es importante reconocer este síndrome lo antes posible, ya que con el tiempo puede generar enfermedades.

La regla básica

Quien ronca muy fuerte durante el sueño y hace más de diez pausas de respiración por hora durante más de diez segundos (por pausa de respiración), sufre de un síndrome de apnea del sueño.

Las personas con apnea del sueño, que nunca traten su enfermedad pueden morir más temprano de ataques cardíacos, presión arterial alta o de un derrame cerebral.

Los afectados son más que todo hombres con sobrepeso que roncan muy fuerte con edades entre los 40 y los 60 años. Después de la menopausia, la enfermedad afecta a las mujeres en proporciones casi iguales.

¿Qué es la apnea del sueño?

La apnea del sueño es un tipo especial de trastorno de la respiración que solo se produce durante el sueño. Hay tres formas diferentes de la enfermedad: obstructiva, central y mixta. En los afectados se presentan apneas prolongadas durante el sueño por al menos diez segundos, por lo general, entre 20 y 60 segundos, a veces incluso hasta dos minutos.

> **Auto-test**
>
> Para tener una mejor idea y medir cuánto dura una apnea se puede ver el reloj y aguantar 60 segundos el aire. Si se tiene en cuenta que esto pasa cerca de 30 veces por hora, cada 2 minutos, se tendrá una idea de los efectos en el cuerpo.

Durante el sueño los músculos se relajan. En algunas personas, la relajación de los músculos de la garganta es tan pronunciada que ocurre un colapso total con obstrucción de las vías respiratorias. La mandíbula inferior y la base de la lengua se deslizan en la posición hacia atrás tan lejos que las vías respiratorias de las personas afectadas por encima de la laringe, parcial o totalmente se cierran. También entran a jugar las paredes laterales de la faringe.

Este estrechamiento, que se produce en diferentes personas en distintas áreas de la garganta, también se llama obstrucción. El paciente ya no puede respirar libremente, ronca fuerte e irregularmente, la musculatura respiratoria hace más esfuerzos respiratorios y, por lo tanto, el suministro de oxígeno y de aire se interrumpe. El contenido de oxígeno de la sangre disminuye.

Si las vías aéreas superiores están cerradas completamente y la respiración se detiene durante un corto periodo de tiempo, existe el estado de la apnea. Antes de que la persona afectada se ahogue, se da una reacción de alarma del cuerpo, al despertarse los músculos de la garganta se abren y la vía aérea queda libre de nuevo.

Este mecanismo de respiración alterada ocurre durante la noche, una y otra vez, tan pronto como la persona está durmiendo profundamente y relajada. El sueño resulta tan desgarrado a causa de estos despertares breves constantes que durante el día la pesona sufre de fatiga extrema insuperable.

Para los afectados es inexplicable, ya que a menudo no se dan cuenta de que "despiertan" en la noche muchas veces. De esta manera, el flujo del sueño normal es perturbado y no habrá un sueño relajado y profundo.

Además del termino apnea a menudo es también mencionado el de "hipopnea". La hipopnea se define como una reducción de 50 % de flujo de aire (medido en tamaño de la desviación del flujo respiratorio) durante al menos diez segundos, con una caída simultánea de la saturación de oxígeno en 4 %. Se representa esencialmente una apnea incompleta, cuya importancia queda subrayada por el hecho de que, a pesar de que aún exista flujo respiratorio residual el oxígeno ha disminuido. En efecto, estas hipopneas causan un grado similar de despertares y, por lo tanto, un trastorno de sueño como en el caso de la apnea completa.

Al evaluar la gravedad de la apnea del sueño se añaden las apneas e hipopneas.

La apnea del sueño en números

En los casos graves, las paradas respiratorias se repiten hasta 60 veces en una hora. En el caso de un sueño nocturno de un periodo de seis horas, significa que hay 360 apneas y 360 reducciones considerables del contenido de oxígeno en la sangre. Puesto que sin tratamiento ocurren cada noche un número aproximadamente igual de apneas, esto significa que contando en un año es una cantidad increíble de 131 400 apneas.

Las apneas nocturnas también pueden ocurrir sin un estrechamiento mecánico de las vías respiratorias. En casos raros, el disco respiratorio del cerebro falla por segundos, el diafragma no se mueve más y la persona que duerme no está respirando, solo después de unos segundos respira de nuevo. Esta forma de la enfermedad se conoce como apnea del sueño central y a menudo se produce en relación con una enfermedad cardiaca grave y causa derrame cerebral.

La apnea central del sueño aparece raramente en comparación con la apnea obstructiva del sueño.

Si hay tanto apneas centrales como obstructivas, se refiere al síndrome de la apnea del sueño como una forma mixta.

Además de apneas de corto tiempo y centrales, existen también reducciones del flujo de aire de larga duración, con varios minutos en los que no habrá completas pausas en la respiración, pero sí se disminuye el nivel de oxígeno en la sangre. En esos casos, se habla de "hipoventilación". Esta hipoventilación también se libera de forma centralizada y no es el resultado de un estrechamiento de las vías respiratorias, más bien se asocia con la obesidad severa como síndrome de hipoventilación-obesidad.

Otro trastorno respiratorio central que puede darse con la enfermedad cardíaca y con el derrame cerebral es la "respiración de Cheyne-Stokes". Conduce a un aumento y reducción periódicos de la profundidad de la respiración, lo que se puede leer en una curva de flujo respiratorio hinchado y deshinchado con consecuencias correspondientes para el contenido de oxígeno en la sangre.

Los trastornos respiratorios centrales también pueden conducir a un deterioro físico y fatiga durante el día y requieren tratamiento.

Por medio de la terapia de la respiración de Cheyne-Stokes se mejora a menudo también la enfermedad subyacente.

¿CÓMO SE RECONOCE UN SÍNDROME DE APNEA DEL SUEÑO?

A menudo es difícil determinar para la persona afectada, si realmente sufre de un síndrome de apnea del sueño; es importante, por lo tanto, conocer las observaciones de los demás y tener una mayor disposición a observarse a sí mismo. Los siguientes signos de advertencia y un cuestionario de autorreconocimiento pueden ayudar a aclarar dudas.

LAS SEÑALES DE ADVERTENCIA DE LA APNEA DEL SUEÑO

EN LOS ADULTOS

El ronquido puede alcanzar un volumen que parece un ruido de taladro neumático y se puede escuchar en varias habitaciones. Los sonidos típicos del ronquido dan como resultado el cambio de las pausas en la respiración y aspiración de aire fuerte y reflejan acústicamente la aspiración y espiración. En algunos casos, la respiración falla por aproximadamente 75 % de la duración total del sueño. El sueño trastornado conduce a serias cargas en la vida privada y profesional. La persona con la apnea del sueño está sujeta a un mayor riesgo de accidentes y lesiones, ya que puede dormirse en el trabajo o conduciendo. La probabilidad de un accidente en las personas con apnea del sueño es de unas dos a cinco veces superior a la de los demás. La apnea del sueño puede conducir a la falta de concentración, falta de memoria, distracción, a veces también a la ansiedad y a la depresión. Otros síntomas pueden incluir sudoración nocturna, palpitaciones nocturnas, la boca seca por la mañana y dolor de cabeza. Los síntomas pueden aparecer rápidamente y sin previo aviso, por lo general, se dan como un proceso gradual con los años. Los síntomas son ignorados a menudo o no tomados en serio. En la mayoría de los casos, la familia, empleadores o colegas se fijan que el comportamiento de los pacientes ha cambiado y lo estimulan a hacerse un chequeo médico. Pero hay casos también en que las víctimas registran que a menudo se despiertan por la noche y respiran con dificultad. Algunos pacientes también se quejan de dolores de cabeza por la mañana y disminución del interés sexual. En los hombres también puede aparecer la disfunción eréctil.

En los niños

La apnea del sueño se asocia con la muerte súbita del lactante, aunque las causas y correlaciones no se conocen con exactitud. En la investigación actualmente se observa la cuestión del papel que tiene la apnea del sueño en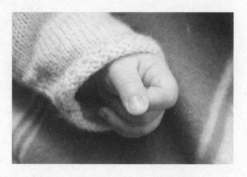
la muerte súbita del lactante y cómo está considerado como un factor causal. La apnea del sueño puede aparecer en niños con sobrepeso y amígdalas y adenoides agrandados. Los niños que sufren de apnea del sueño muestran dificultades en la respiración y tienen un sueño inquieto. Ya que el ronquido en los niños es muy inusual, los padres siempre deben consultar a un médico. Los niños mayores que sufren de apnea del sueño suelen parecer lentos y torpes y tienen malas calificaciones en el colegio. A menudo se les considera como "lentos" y "perezosos".

Cuestionario de autorreconocimiento

Pregúntele a su pareja si usted ronca fuerte e irregular y si tiene pausas que a veces terminen con un "explosivo" ronquido. Pregunte también si su pareja alguna vez le ha empujado o ha intentado despertarlo porque no puede respirar por un largo plazo. Además del ronquido y la apnea, hay muchos otros síntomas que hacen parte de una apnea del sueño. Rara vez se presentan todos los síntomas al mismo tiempo. Para detectar estos síntomas responda a las siguientes preguntas:

1. ¿Siente sueño por la mañana, posiblemente incluso "como hecho polvo"?

2. ¿Ya tiene dolor de cabeza o mareos cuando se despierta?

3.   ¿A veces está tan cansado durante el día (generalmente alrededor del mediodía o la tarde), que puede quedarse dormido?

4. ¿Toma quizás por esta razón una siesta?

5. ¿Nota que, a pesar de dormir lo suficiente durante la noche durante el día tiene dificultades para concentrarse?

6. ¿Nota que, a pesar de dormir lo suficiente en la noche durante el día es menos eficaz física y mentalmente?

7. ¿Nota que está nervioso e irritable durante el día a pesar de dormir lo suficiente por la noche?

8. ¿Se duerme fácilmente delante de la televisión o al leer el periódico?

9. ¿Alguna vez se quedó dormido mientras conducía y de repente se despertó asustado (los llamados microsueños) o incluso se dormía y causó realmente un accidente?

10. ¿Tiene pesadillas, se despierta y de repente tiene dificultad para respirar o suda mucho?

11. ¿Tiene sobrepeso?

12. ¿Sufre de disfunción sexual o impotencia?

13. ¿Amigos y familiares le dicen que cambió en su personalidad, y ya no es de mente abierta y feliz, sino deprimido?

14. ¿Siente que después del consumo moderado de alcohol en la noche a la mañana siguiente está exhausto?

15. ¿Ha sentido por la noche alguna vez de repente palpitaciones o latidos irregulares del corazón?

Todos estos síntomas pueden ser signos de la apnea del sueño!

Puntaje: Si contestó algunas de las preguntas anteriores con "Sí", entonces podría estar sufriendo de apnea del sueño.

Otros trastornos respiratorios relacionados con el sueño

- Síndrome de hipoventilación (respiración reducida prolongada a causa del mal funcionamiento de un sensor del cuerpo que regula el nivel de dióxido de carbono y oxígeno, como es el caso del síndrome de la maldición de Undine)Epilepsia (convulsiones)
- Enfermedades de deterioro del cerebro (alzhéimer, párkinson)
- Asma bronquial relacionada con el sueño
- Consumo de alcohol y uso de somníferos
- Hipotiroidismo
- Trastornos minerales (deficiencia de magnesio)

LOS PELIGROS DE LA APNEA DEL SUEÑO

¡No se preocupe!

No todas las personas que roncan sufren de un síndrome de apnea del sueño. Hay un tipo de ronquido que es inofensivo y que solo es molesto por ser ruidoso. Además, muchas personas tienen apneas por la noche (por lo general cortas). Sin embargo, se supone que lo normal son hasta cinco apneas por hora, entre 5–10 apneas por hora representan una zona gris, y solo a partir de las 10 apneas por hora se puede hablar de un síndrome de apnea del sueño.

TRASTORNOS FISIOLÓGICOS DIRECTOS

El problema principal de las personas afectadas es la fatiga durante el día y la tendencia a adormecerse. Si una persona nunca termina de ver una película porque se duerme antes, o si alguien llega regularmente a casa tarde porque pierde durante el viaje en el autobús su parada porque se quedó dormido y el conductor lo despierta en la estación terminal, es más bien algo divertido. Más trágicos son los accidentes de coche o en el trabajo causados por la tendencia de adormecerse y el llamado microsueño.

Apnea del sueño - peligro para la salud

Síntomas	Posibles consecuencias	Factores de riesgo
• el ronquido es de volumen alto e irregular	• enfermedades hipertensivas	• sobrepeso
• fatiga constante, cansancio durante el día	• arritmia	• comidas abundantes en la noche
• disminución del rendimiento físico y mental	• Enfermedad coronaria	• el alcohol, especialmente en la noche
• falta de concentración	• infarto de miocardio	• fumar
• nerviosismo, irritabilidad	• Insuficiencia cardiaca	• somniferos y tranquilizantes
• dolor de cabeza	• muerte cardíaca súbita	• los tiempos de sueño irregulares (p. e. trabajo por turnos)
• pesadillas	• derrame cerebral	
• depresión	• Aumento anormal en glóbulos rojos	• parientes que sufren de apnea del sueño
• Disfunción sexual, impotencia	• hemorragias nasales nocturnas	• el sexo
• enuresis en niños	• depresión	• estrechamiento en la nariz / garganta (por ejemplo, debido al agrandamiento de las amígdalas)
• vértigos	• aumento del riesgo de accidentes	
• cambios en la personalidad		
• sudores nocturnos		

Consideramos cada categoría profesional en su trabajo diario y nos imaginamos que algunos de ellos duermen de 10 a 20 segundos (o incluso más):

- El piloto que está aterrizando
- El controlador de tránsito aéreo que en la torre del aeropuerto dirige los aviones en su curso
- El operador de la grúa, que está sentado solo en una cabina a 30 metros de altura y que mueve vigas de acero sobre las cabezas de los trabajadores de la construcción
- El carpintero que trabaja con la sierra circular
- El neurocirujano que operó en el cerebro.

Además del rendimiento, la capacidad de concentración está tan restringido que uno tiene que esforzarse para cualquier actividad. Por último, la consecuencia es una irritabilidad por no haber dormido bien que complica el trato con otras personas.

SECUELAS

Hay numerosas complicaciones y secuelas muy graves que se pueden evitar si se detecta y trata una apnea del sueño con tiempo. Las complicaciones incluyen, entre otras:

- Presión arterial alta,
- Problemas respiratorios
- Dolor en el pecho
- Arritmia cardiaca
- Derrame cerebral

También, la disfunción sexual e impotencia pueden ser una consecuencia del síndrome de apnea del sueño. Sin embargo, no solo los hombres se ven afectados por la pérdida de la función eréctil, también en las mujeres pueden aparecer disfunciones sexuales, falta de deseo sexual y una reducida capacidad para alcanzar orgasmos.

Apnea del sueño y ronquido

El alcohol no solo estrecha las vías respiratorias. Hay que añadir, que bajo la influencia de alcohol el impulso respiratorio está reducido en el cerebro y la reacción comienza retrasada. Por esto, las apneas se producen en mayor cantidad y por mucho más tiempo. En los pacientes que regularmente beben alcohol, la abstinencia es suficiente para tener insomnio o somnolencia durante el día. La mayoría de los pacientes con apnea del sueño tienen sobrepeso. En muchos de ellos una pérdida significativa de peso es suficiente para superar el insomnio o somnolencia durante el día. Los estudios demuestran que tras la pérdida de peso en pacientes examinados, la cantidad de interrupciones de la respiración disminuye, las quejas en los siguientes días son menores y la tasa de enfermedades concomitantes baja. Las pastillas para dormir y los tranquilizantes actúan como el alcohol estrechando las vías respiratorias y aumentando las apneas. En un paciente con apnea del sueño, el síndrome de grado leve puede convertirse en grave. Por esta razón, es importante no tomar medicamentos durante la somnolencia diurna o apnea del sueño (si es médicamente apropiado).

El alcohol como seguro de salud

El efecto más fuerte del alcohol para la apnea del sueño también se utiliza como diagnóstico. Si en una noche de medición en el laboratorio de sueño aparecen muy pocas pausas en la respiración, aunque el paciente se queje de síntomas graves como insomnio o somnolencia durante el día, puede llevarse a cabo una segunda medición con la llamada "provocación alcohol". El paciente bebe el alcohol que normalmente tomaría por la tarde, un mínimo de dos botellas de cerveza o media botella de vino. Así, el síndrome de apnea del sueño es la única enfermedad en la que seguridad social paga el alcohol.

En pacientes que sufren de enfermedades pulmonares tales como la bronquitis crónica, enfisema o asma, la respiración se deteriora durante el sueño. Esto va a empeorar la apnea, particularmente, los residuos causados por oxígeno con apnea son más claros que en los pacientes con pulmones sano.

¿Cuándo se necesita asistencia médica?

En la evaluación de la gravedad de la apnea, la distribución debe ser considerada. Por ejemplo, si un paciente en dos horas consecutivas tiene 60 interrupciones respiratorias y en las otras cuatro horas de sueño ninguna, tiene en promedio diez apneas por hora. Esto se considera como normal. Sin embargo, el sueño se ve gravemente alterado en esas dos horas, lo que podría conducir a somnolencia diurna.

Además también tiene un papel importante la duración de las pausas de las apneas: 15 apneas por hora de solo diez segundos de duración son sin duda menos malo de diez apneas por hora, donde cada apnea dura más de un minuto. El grado de desaturación de oxígeno en la sangre debe ser evaluado. Sin duda, 20 apneas por hora, que no conducen a ninguna desaturación de oxígeno de la sangre, son menos peligrosas que 15 apneas por hora, en cuales el nivel de oxígeno en la sangre baja de 50%.

Por último, la gravedad de la enfermedad depende también de la dimensión de la alteración que puede ser individualmente diferente. En el diagnóstico la gravedad de un trastorno del sueño para una terapia se debe tener en cuenta cualquier como-morbilidad. En trastornos respiratorios del sueño y después de un derrame cerebral, se encontró que las funciones del cuerpo dañadas se restauran más rápidamente si no solo se trata el derrame cerebral, sino también la apnea del sueño. Lo mismo se aplica a la presencia de apnea del sueño y a la insuficiencia cardiaca. En este caso, la insuficiencia cardiaca puede mejorar si se trata la apnea del sueño.

Importante

Qué tan difícil es un trastorno del sueño y si se tiene que tratar, no depende solo del número de apneas por hora, sino también de otros factores. La decisión acerca de la necesidad de tratamiento, por lo tanto, se debe dejar a los especialistas.

TERAPIA Y ESTRATEGIAS DE TRATAMIENTO

No se da una mejoría espontánea de los síntomas por sí solas. En la mayoría de los casos, el resultado empeora con la edad. Esto es comprensible si se considera que todos los músculos en el curso de la vida se aflojan cada vez más, incluso los faríngeos que pierden la elasticidad, por lo que en última instancia se produce un cierre en la tráquea. Una apnea del sueño debe ser tratada por un médico si se detectó una necesidad de tratamiento. Existen diferentes enfoques terapéuticos, tanto los operacionales como los no operacionales, los llamados tratamientos conservadores, que funcionan de manera diferente dependiendo de las circunstancias y la gravedad.

La posición del cuerpo

Las apneas aparecen más frecuentemente en la posición supina, que acostada de lado o en posición boca abajo lo que explica que en posición boca arriba la cabeza cae hacia atrás y las vías respiratorias se cierran. Solo en raras ocasiones aparecen las apneas exclusivamente en la posición supina. Sin embargo, si se encuentra una apnea del sueño dependiente de la posición supina, una terapia de posición puede ser exitosa. Para ello se cose una pelota de tenis o una cuña de espuma en la parte superior del pijama, por lo que el paciente ya no puede dormir boca arriba y, por lo tanto, no presenta apneas.

MEDIDAS GENERALES

Empezamos con la higiene del sueño, es decir, con las medidas generales que pueden tener un efecto beneficioso sobre el síndrome de apnea del sueño. Estas incluyen:

- Pérdida de peso
- Renuncia al alcohol
- Renuncia al uso de somníferos
- Fijación de tiempos de sueño y vigilia regulares
- Entorno de sueño tranquilo y la temperatura ambiente moderada
- Evitar turnos de noche y turnos rotativos

En algunos pacientes, estas medidas son suficientes para mejorar las molestias. En la gran mayoría de los casos solo son medidas de acompañamiento que se toman de forma adicional a las terapias descritas a continuación.

EL TRATAMIENTO FARMACOLÓGICO

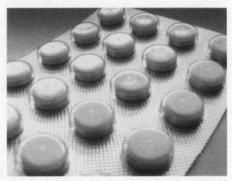

A pesar de muchos intentos con varios fármacos, hasta ahora ninguna sustancia ha funcionado. La teofilina retardada en dosis entre 100 mg y 500 (20 minutos antes de la hora de acostarse) se utiliza por un tiempo, pero el efecto dura, en todo caso, un corto tiempo. El modafinil es un psicoestimulante que se ha demostrado que puede mejorar el estado vigilia de los pacientes con somnolencia durante el día, tanto en la apnea del sueño como en el trabajo por turnos. Sin embargo, no cambia en apariencia las apneas ya que esta sustancia pertenece a los llamados "estimulantes" con los que desgraciadamente muchas veces, se llega al abuso y se han puesto desde el principio bajo la Ley de Estupefacientes. Solo se puede usar por receta médica (BTM-receta), y en ciertas cantidades.

La terapia CPAP

Es la más exitosa de apnea del sueño. El australiano Colin E. Sullivan descubrió, en 1981, que se puede estabilizar la vía aérea vulnerable de colapso durante el sueño, cuando se aplica a través de la nariz una presión de 5 a 15 mm/Hg en las vías respiratorias. De esta manera, se entablilla la vía aérea (como un tubular de bicicleta que se infla). Se necesita una bomba de aire (funciona como un ventilador), un sistema de tubos y una máscara fija de nariz. Sullivan le dio el nombre CPAP-terapia (Continuos Positive Airway Pressure), porque debido a esta se aplica continuamente una presión de vía respiratoria positiva. A causa de la sobrepresión de respiración artificial positiva continua se pueden eliminar tanto todos los ruidos de ronquido por completo, así como la apnea, pero solo para la duración de la respiración artificial. La presión acumulada no puede ser tan alta que el paciente esté "inflado", sino que debe permitir una exhalación de aire inhalado. La aceptación de esta terapia, que asusta al principio, por parte de los pacientes, a largo plazo, es muy buena, especialmente cuando casi un 80 % de la condición ha mejorado.

La respiración artificial comparada con la sobrepresión
Una presión de 12 mmHg a la vía respiratoria corresponde aproximadamente a la presión de aire que se siente cuando usted saca su cabeza fuera de la ventanilla de su auto que se desplaza a una velocidad de 140 kilómetros por hora y luego inhala y exhala.

Las desventajas
- Las vías respiratorias se secan y las mucosas nasales se hinchan. (Esto se puede contrarrestar con gotas oleosas o un dispositivo humidificador específico, ya parcialmente integrado).

- En el área de la máscara se producen manchas. Seguramente existen más de 100 formas y tamaños de máscara diferentes de distintos fabricantes; si es necesario, es posible, incluso, la producción individual de una máscara nasal.

Si hay pequeñas fugas de la máscara, la conjuntiva puede irritarse por el flujo de aire constante.

El dispositivo no es del todo silencioso. Los dispositivos de nueva generación son, en comparación con sus antecesores, ya mucho más silenciosos y a futuro van a ser aún más silenciosos. Sin embargo, los ronquidos son mucho más fuertes y molestos que estos dispositivos. Muchos pacientes piensan que dormían con la boca abierta y que debido a esto siempre escaparía presión a través de la boca, así que la férula de vías respiratorias se volvía imposible de usar. En realidad, aproximadamente un 90 % de todos los pacientes han cerrado la boca durante el sueño.Para los pocos que abren la boca regularmente, se usan vendas de barbilla (que impiden que se abra la boca) o máscaras de boca de nariz (que encierran tanto la nariz como la boca).

El ajuste de la máscara

La adaptación a una terapia-CPAP requiere varios pasos. El ajuste de la máscara adecuada se realiza por lo general en un consultorio médico enfocado en el tratamiento del sueño o directamente en un laboratorio de sueño. Se requiere de mucha experiencia para ajustar la máscara de forma adecuada. Posteriormente, cada paciente necesita un nivel de presión específico. No es posible concluir el número de apnea o la expresión de somnolencia a la altura de la sobrepresión requerida. La presión se aumenta tanto en la terapia de noche, en el laboratorio tanto hasta que no se puedan detectar o se den solo unas pocas apneas y el sueño vuelva a la normalidad. En los casos en los que el nivel de presión requerido excede los 15 mmHg, o el paciente no tolere la presión alcanzada, se puede utilizar un dispositivo BIPAP (Bi-nivel de presión de aire positivo), que se regula abajo con cada exhalación y aumenta en cada inhalación. Así, el paciente puede respirar más fácil. Sin embargo, el ajuste del CPAP de forma ambulatoria, es decir, el ajuste inicial en el paciente en casa, no se ha establecido aunque se tenga posibilidad de tener las máquinas.

Nuevas tendencias

El desarrollo posterior a los dispositivos CPAP es un dispositivo "inteligente" capaz de identificar las apneas y de forma independiente aumentar el nivel de presión hasta que no aparezcan más. Posteriormente, esta disminuye después de cierto tiempo la presión. Estos dispositivos se llaman dispositivos de auto-CPAP. De este modo, en el futuro, el ajuste de terapia de tratamiento superflua se realiza en un laboratorio del sueño, por lo cual en este caso se hace el diagnóstico y el tratamiento se limita a unos pocos casos problemáticos. Una desventaja de esta terapia en la casa es que si hay problemas en la noche, no estará presente una persona para socorrerle.

Quien sufre de apnea del sueño y está considerando una terapia CPAP debe saber que este sistema "inteligente" tiene sus trampas. Actualmente, se usa CPAP normal y no el CPAP automático. Quien debe elegir qué sistema es adecuado es el médico. El dispositivo auto-CPAP es más costoso que los simples dispositivos CPAP. Esto implica restricciones financieras frente a la atención sanitaria ya que el reglamento sobre dispositivos costosos debe ser específico y estos son a menudo rechazados por la compañía de seguros, cuando en comparación hay una solución más barata que tiene un éxito similar. Básicamente, la terapia CPAP solo trata las consecuencias (es decir, el colapso, así como el estrechamiento de las vías respiratorias) y no la causa de la enfermedad (la relajación de los músculos). Si el tratamiento se detiene o se da por terminado, las molestias originales reaparecen en dos o tres días. Por lo tanto, el tratamiento CPAP es de por vida. Cualquiera que haya hablado con alguien que estuvo afectado por la apnea y por la terapia ha recuperado su energía creativa en el día, entiende que un paciente tratado con éxito nunca dejará voluntariamente su máquina CPAP.

El tratamiento de la apnea del sueño central

Para el tratamiento del síndrome de la apnea del sueño central, y un síndrome de apnea del sueño de forma mixta con muchas apneas centrales, la respiración artificial de sobrepresión no es suficiente. En estos casos prevalece un tipo especial de terapia BiPAP (BiPAP ST) y en la que un tiempo de inspiración y espiración, y la presión de inspiración y espiración, está predeterminado. Al igual que con una respiración artificial en unidad de cuidados intensivos (UCI) o en el quirófano, el paciente recibe un empuje de respiración cada pocos segundos desde el dispositivo a través de su máscara de nariz. La falta del comando de la respiración central no desempeña ningún papel. El paciente debe aprender a dejarle su respiración al dispositivo y, si es posible no respirar en contra. Es comprensible que esto es más difícil y demorado que un ajuste de CPAP simple y que a menudo se lleva a cabo en un laboratorio del sueño con hospitalización. Aún más exigente es el tratamiento de la respiración de Cheyne--Stokes. En estos casos, se utiliza un mayor desarrollo de la terapia BiPAP, en el que el paciente solo recibe un apoyo en aquellas fases del dispositivo, en las que su propia respiración disminuye. El dispositivo no solo tiene que 'respirar' por el paciente, sino también reconocer a tiempo cuándo esto es necesario. A todos los pacientes, que a pesar de un tratamiento hiperbárico con CPAP, auto-CPAP, BiPAP BiPAP-ST todavía tienen malos niveles de oxígeno en la sangre, se les puede administrar adicionalmente una terapia de oxígeno nocturno.

Consejos e información sobre la terapia de CPAP

Aquí hay alguna información adicional que es importante recibir aparte de la terapia CPAP:

- Una máscara nasal cómoda, a la medida
- Una sujeción cómoda para la máscara y la manguera
- Una manguera suave, cómoda
- Un dispositivo de terapia silencioso, confiable con el que usted se sienta cómodo
- Un servicio al que se pueda contactar en cualquier momento, si tiene problemas con el dispositivo. Si la máscara no se siente cómoda, la manguera debe ser reemplazada requiere un mantenimiento o reparación.

La máscara nasal: un buen asiento decide

La posición de la máscara nasal es esencial para el bienestar. Todo el mundo tiene un rostro. Los factores tales como el diferente. Factores como el cambio de peso o las condiciones meteorológicas pueden variar la forma de la cara. Por lo tanto, un ajuste individual de la máscara es muy importante y esto lleva tiempo. Si la máscara se ajusta a la nariz, la persona debe estar acostada o mantener la cabeza en posición horizontal. Así, la máscara puede ser probada de manera óptima para un ajuste perfecto. Un buen proveedor le ofrecerá diferentes máscaras para que pruebe. Insista, pues los fabricantes utilizan diferentes técnicas para hacer las máscaras cómodas al rostro. Algunos proveedores ofrecen consultas para adaptar las máscaras. ¡Pida una cita! Puede suceder que ninguna máscara estándar se ajuste perfectamente a sus necesidades. Después, es necesario que la máscara individual esté diseñada para la forma de su cara. Los buenos proveedores disponen de técnicas especiales para crear un ajuste perfecto. Sin embargo, una mayor pérdida de peso puede conducir al hecho de que la máscara individual pierda el ajuste. Entonces, se debe hacer un reajuste.

La elección del proveedor

Su proveedor para la terapia de CPAP debe cumplir sobre todo con tres criterios: buena accesibilidad, competencia profesional y fiabilidad. Lo ideal es que el médico le informe sobre el proveedor que le asegure la disposición del dispositivo de terapia. No solo la terapia de apnea del sueño requiere equipos especiales sino también muchas otras enfermedades pulmonares utilizan suministros de estas empresas (por ejemplo, la terapia de largo plazo de oxígeno en la enfermedad pulmonar obstructiva crónica / EPOC). Además de esto es necesaria una consulta amplia alrededor de los pros y contras del uso del dispositivo de terapia con ajuste de máscaras individuales o —si es necesario— es posible recibir asesoría en la casa con consultores y técnicos capacitados.

MANDIBULAR

Las férulas diferentes, de una o varias piezas, son menos eficaces que los dispositivos de terapia CPAP en las que se da aire con una ligera sobrepresión al paciente a través de la nariz. Sin embargo, no siempre es fácil tolerar una máscara de CPAP cada noche. Particularmente para los pacientes con apnea del sueño leve, para quienes es posible realizar un experimento con el IPS llamado ("mandibular intra-oral"). Hay prótesis dentales especiales, personalizadas, que halan la mandíbula inferior hacia adelante y amplían la garganta. Estas prótesis son muy incómodas de llevar. En general, los resultados con las prótesis son a menudo insatisfactorios, aunque algunos pacientes pueden beneficiarse en gran medida.

EL TRATAMIENTO QUIRÚRGICO
Úvulopalatofaringoplastia (UPFP)

Después de una cuidadosa selección hay pacientes para quienes, por consejo de un otorrinolaringólogo que tiene experiencia en la medicina del sueño, se puede realizar una uvulopalatofaringoplastia (UPFP).

Durante el procedimiento quirúrgico se llevan a cabo los siguientes pasos:

- Se elimina el exceso de mucosidad en la boca
- Se reduce la úvula
- Se humedece la membrana mucosa de la garganta

Las desventajas

- Por un daño de velo del paladar causado en esta difícil operación, más tarde puede suceder que al comer y beber, entren alimentos y líquidos a través de la faringe (casi "por detrás") hacía la nariz, lo cual resulta muy desagradable. Además de lo anterior se puede desarrollar un lenguaje nasal.
- El éxito de esta operación no se puede predecir y el procedimiento no es reversible.
- La tasa de éxito se basa en todos los pacientes con apnea del sueño en un 50 %, aunque de estos a más de la mitad les aparecen en los siguientes años los síntomas.
- Si esta operación se realiza una vez, una terapia de máscara (CPAP) es solo limitada ya que la sobrepresión puede escapar de la faringe. Un paciente de apnea del sueño debe considerar muy cuidadosamente si se debe realizar una cirugía o intentar primero la terapia de máscara, ya que esta no genera cambios duraderos.

En casos difíciles y después de considerar los tratamientos no-quirúrgicos de 1 a 3 % de todos los pacientes con apnea del sueño son aptos para la cirugía.

Láser asistido y radiofrecuencia asistida úvulopalatoplastia (LEAF y presas)

En los últimos años, se ha dado un aumento de los procedimientos quirúrgicos que se realizan de forma menos radical. En estos tratamientos de ronquido desarrollados recientemente se retiran sin sangrado y sin combustión los pliegues de la mucosa a la derecha y la izquierda del supositorio, que afectan cómo una piel flotante y que causan el sonido del ronquido durante el sueño, con medios láser o energía de frecuencia de radio local. Desde la perspectiva actual, el método de radiofrecuencia para eliminar el ronquido es más suave para el tejido adulto (pequeñas áreas de heridas, curación rápida), y se puede realizar en pacientes ambulatorios en un tiempo de 10 a 15 minutos. En los casos de apnea del sueño de grado leve, estas terapias pueden aliviar el ronquido y puede haber una reducción de las apneas. En muchos casos, especialmente en el grado central y superior, los procedimientos no son suficientes.

Avance máxilo-mandibular

En casos específicos, la mayoría de las malformaciones o ajustes de mandíbula (llamado "retrognatia") puede ser cambiado por una operación de la mandíbula inferior, entonces esta al ser cortada y luego puesta en una posición asentada hacia adelante, se atornilla de nuevo haciendo que la lengua se vaya hacia adelante y la vía aérea se amplíe en la garganta. Este procedimiento tiene una buena tasa de éxito, pero es muy complejo y tiene que ser considerado muy cuidadosamente respecto a los procedimientos que están disponibles alternativamente, es decir, no es un método quirúrgico que reemplace un tratamiento para una apnea del sueño pura (tal como el CPAP).

El último recurso

Como último recurso, cuando todos los intentos de tratamiento han fallado y el paciente experimenta una fuerte presión psicológica, se puede realizar la llamada "traqueotomía". Es así como el colapso de la vía aérea en la zona de la garganta durante el sueño no tiene efecto en el aparato respiratorio, ya que el aire llega directamente a la tráquea y luego a los pulmones. Esta forma de terapia se usó antes con frecuencia; su uso es ya menor desde la introducción de la terapia CPAP.

TRATAMIENTO DEL SÍNDROME DE APNEA DEL SUEÑO EN LOS NIÑOS

Los trastornos del sueño son comunes en la infancia y en la niñez y pueden tener diversas causas. Entre otras cosas, en la infancia ya se puede observar un síndrome de apnea del sueño. Se produce al igual que en el adulto el ronquido y la apnea. En contraste al síndrome de apnea del sueño en los adultos, para quienes normalmente ocurre un colapso de las vías respiratorias, la obstrucción de las vías en los niños por lo general, tiene una causa orgánica ya que hay un obstáculo directo que interfiere con la respiración. Viene al caso, por ejemplo, en los recién nacidos, observar malformaciones congénitas (retrognatia), problemas en las amígdalas y el paladar agrandado o los cornetes agrandados. A menudo los síntomas de apnea del sueño pueden ser eliminados por completo con la corrección quirúrgica de la deformidad o el retiro de las amígdalas (llamada adenoidectomía o amigdalotomía). Por lo tanto, no hace falta en los niños, en la mayoría de los casos, una terapia de máscara CPAP.

La apnea del sueño y el tránsito: La muerte rápida por el microsueño

Las estadísticas de accidentes muestran que el 20 a 25 % de los accidentes que ocurren en la carretera, son causados por quedarse dormido al volante. La apnea del sueño es una de las causas principales al dormirse al volante, forma parte, al lado de alcohol y la velocidad excesiva, de las principales causas de accidentes de tránsito. A menudo, estos accidentes son particularmente graves debido a que el conductor no tiene la oportunidad de reaccionar. El riesgo de accidente de los pacientes con síndrome de apnea del sueño en comparación con los otros conductores es mayor en alrededor de 2,6 veces. Es decir 25 %, pues una cuarta parte de todos los pacientes con síndrome de apnea del sueño se quedan dormidos regularmente, según información proporcionada por ellos mismos, una vez a la semana al volante. Un estudio estadounidense observó en los pacientes de apnea del sueño estadounidenses lo siguiente:

- Antes de la terapia CPAP había 0,93 accidentes y casi-accidentes por cada 10 000 millas por quedarse dormido al volante.
- Con la terapia CPAP había solo 0,4 accidentes y casi-accidentes por 10000 millas por quedarse dormido al volante.

Hasta el momento, no existe una ley para que los pacientes con síndrome de apnea del sueño tengan prohibido conducir hasta que hayan sido tratados con éxito. Incluso, si alguien se queda dormido al volante en forma regular y ya ha causado varios accidentes, puede continuar conduciendo. El médico estará sujeto al principio de respetar el secreto profesional y no puede presentar una queja a la Administración Nacional de Carreteras. En este caso, tanto las víctimas como también la población en general tienen la obligación de actuar y de ser informados. Los conductores profesionales y los automovilistas, en particular en el tráfico de transporte de pasajeros y controladores aéreos, al momento del diagnóstico de la apnea del sueño, deben dejar de conducir, hasta que se aclare su situación en el laboratorio del sueño, dependiendo de la extensión hasta el inicio de un tratamiento eficaz.

OTROS TRASTORNOS
MÓRBIDOS DE INSOMNIO

Este capítulo se dedica a algunas causas del insomnio; la lista de ejemplos está, sin embargo, incompleta. Por supuesto, es importante que la causa del insomnio se aclare con un médico y no que simplemente se afronte con somníferos.

EL SÍNDROME DE LAS PIERNAS INQUIETAS

El síndrome de las piernas inquietas se manifiesta por sensaciones desagradables en la parte ascendente en las piernas. Los síntomas se producen casi exclusivamente en reposo o antes de irse a dormir y se asocian a una compulsión de movimiento intenso que solo se quita con el movimiento o el tacto, y en reposo regresa rápidamente.

Por lo general, las piernas se afectan juntas simétricamente, en raras ocasiones, los muslos y los pies.

Esto se da a lo largo de muchos años, es decir, los síntomas a menudo se alternan con intervalos de varias semanas sin síntomas.

En casi la mitad de los casos, la causa no es visible. Después del diagnóstico, sin embargo, las medidas farmacológicas son muy prometedoras.

En la otra mitad de los casos, se produce el síndrome de piernas inquietas como algo segundario de otras enfermedades tales como:

• Insuficiencia renal crónica

- Anemia
- Leucemia
- Enfermedad pulmonar crónica
- Enfermedad reumática crónica
- Durante el embarazo después de la vigésima semana

El uso de cafeína, el agotamiento y el calor favorecen la aparición de estos síntomas. El síndrome de las piernas inquietas aparece a menudo en combinación con movimientos de piernas periódicos. Hasta un 5 % de la población en general se ve afectados por este síndrome, ya que las quejas principalmente aparecen durante el estado de vigilia o en la etapa del sueño que a menudo conduce al insomnio severo. Si no se encuentra la enfermedad (tratable) causal, existe una posibilidad de tratamiento farmacológico con pramipexol o levodopa y, ocasionalmente, puede ayudar el uso de magnesio.

LA NARCOLEPSIA E HIPERSOMNIA

La narcolepsia es un trastorno del estado de vigilia, que se caracteriza por ataques de sueño durante el día. Aunque no es una enfermedad común (alrededor de un caso por cada 1000 a 2000 personas), el número total de personas afectadas es considerable. La narcolepsia es más común en ciertas familias, de modo que se supone una predisposición hereditaria. El fallo más obvio en una narcolepsia consiste en la irresistible necesidad de sueño, que puede presentarse varias veces al día. Después de un breve episodio de sueño, el paciente se despierta descansado. Pero no solo en el estado de vigilia, sino en la mayoría de los casos también el sueño de la noche está muy perturbado.

Los ataques de sueño narcolépticos pueden aparecer bajo circunstancias inusuales, como por ejemplo durante las comidas, practicando ciclismo o incluso, en el curso de las relaciones sexuales. Otros síntomas pueden aparecer, pero no tienen que acompañar los ataques de sueño necesariamente. Por lo general, este estado de debilidad se desencadena por emociones fuertes (la irritación/rabia, el miedo, la risa) e incluso una broma divertida puede causar que la tensión muscular en las piernas disminuya y el paciente caiga sin fuerza al suelo. Permanece consciente y se levanta de nuevo después de unos segundos. Otro síntoma de la narcolepsia es la parálisis del sueño. Al adormecerse o despertarse, el paciente no es capaz de moverse y se siente paralizado durante unos segundos o minutos, una condición que se acompaña de fuertes sentimientos de miedo. Un toque de parte de alguien hace que desaparezca la parálisis. Los pacientes narcolépticos también informan a menudo sobre experiencias vívidas y oníricas al adormecerse o al despertarse, que también pueden estar asociadas con la ansiedad. La causa de la narcolepsia es desconocida. Los ataques de sueño, así como sus efectos secundarios, dan indicios de que existe un desequilibrio entre el sueño REM y el estado de vigilia. Tanto el sueño durante el día, que inicia con los periodos de sueño REM como también la pérdida repentina de la tensión muscular (cataplejía), la parálisis del sueño y las experiencias del sueño intensas indican una demarcación del sueño REM respecto al estado de vigilia.

EL SÍNDROME DE FASE DE SUEÑO AVANZADA

Con la edad hay una tendencia a ir a la cama y levantarse temprano. Mientras la mayoría se adaptan sin esfuerzo a las necesidades físicas cambiadas, algunas personas discrepan sobre la necesidad física de ir a la cama temprano —a veces antes de las 21:00 horas— y el deseo personal de quedarse más tiempo despierto, como una pesada carga.

En este caso se habla del síndrome de fase de sueño avanzada. Las personas que sufren de este síndrome se quejan, sobre todo, de la restricción del contacto social. La mayoría de los intentos de cambiar el ritmo resultan sin éxito.

Si la persona en cuestión, por ejemplo, conscientemente se va a la cama más tarde, no puede dormir más tiempo, debido a que su reloj interno está ajustado para levantarse temprano. Un método eficaz para el tratamiento del síndrome de fase de sueño avanzada es la terapia con luz del día. La persona en cuestión consulta con el médico si se expone conscientemente por la tarde a la luz del día. Ya que la luz clara afecta el control del ritmo sueño-vigilia, en este sentido se puede retrasar tanto el inicio de la somnolencia en la tarde, como el despertar por la mañana.

SONAMBULISMO

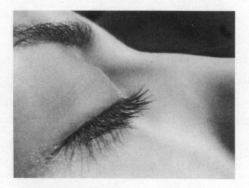

Durante mucho tiempo se creyó que el sonámbulo estaba dominado por los acontecimientos de su sueño y vivía sus sueños. Estudios recientes contradicen esto ya que se registra que el sonambulismo comienza durante el sueño profundo (etapas 3 y 4) y en este las experiencias oníricas son raras. El durmiente permanece durante episodios cortos de sonambulismo en esta etapa del sueño, mientras en episodios más largos, el EEG se cambia en la dirección de un EEG de adormecimiento o vigilia. La intensidad y duración del acontecimiento de sonambulismo pueden ser muy diferentes. En episodios breves el durmiente se sienta derecho en la cama, murmura palabras incomprensibles y se acuesta inmediatamente de nuevo. En los episodios más largos, se levanta de la cama, camina por la habitación, e incluso se viste. Sus ojos están generalmente abiertos, la expresión de la cara es rígida; puede ver, porque capea muebles u otros obstáculos. A preguntas simples da respuestas monosilábicas. A menudo se acuesta fuera de la cama, por ejemplo en la bañera.

Un error común es que el sonámbulo se mueve con "seguridad de sonambulismo". Los accidentes son comunes, y el riesgo de lesión es, por lo tanto, el aspecto más amenazador de este trastorno. Algunos sonámbulos se han caído por la ventana porque probablemente pensaron que era la puerta. En los niños, el sonambulismo es relativamente común. Aunque la causa del sonambulismo es aún incierta, este trastorno del sueño aparece en ciertas familias con más frecuencia, por lo que es probable una predisposición genética. En la mayoría de los casos, el sonambulismo suele desaparecer en la adolescencia.

LOS MOVIMIENTOS PERIÓDICOS DE LAS EXTREMIDADES

Presumiblemente, el 50 % de los mayores de 65 años tienen en la noche espasmos en las piernas, en algunos casos también en sus brazos. Estos espasmos pueden occurir esporádica como también frecuentemente en una repetición regular una o dos veces por minuto durante una a dos horas. En este trastorno del sueño los afectados por lo general no despiertan, pero están significativamente alterados durante el sueño. Con expresión débil los afectados no sienten alteraciones de su sueño o su desempeño en el día. En los casos más leves, se quejan de insomnio y sueño inquieto, en casos graves, de somnolencia diurna excesiva. Si estos movimientos periódicos de las piernas aparecen acompañados del síndrome de apnea del sueño, hay una posibilidad de que desaparezcan después de la iniciación de la terapia CPAP (u otras medidas). Si se producen, independientemente, se puede realizar un ensayo terapéutico con los medicamentos que ayudan al "síndrome de piernas inquietas".

El comportamiento anormal durante el sueño REM

Normalmente el cuerpo no se mueve durante el sueño REM. En un comportamiento anormal las personas afectadas convierten sus experiencias de REM/oníricas en acciones durante el sueño REM. Puesto que esto ocurre en el estado inconsciente, están sujetas a un riesgo considerable de lesiones: se caen sobre los muebles, se caen por las ventanas o se caen por las escaleras. Ya que en la mayoría de los casos se trata de hombres de más de 50 años, es evidente que la edad tiene un papel importante en este trastorno del sueño. Con el medicamento clonazepam, el sueño REM se puede mejorar y, a veces, vuelve a la normalidad.

El bruxismo: El crujido nocturno de dientes

El crujido nocturno de dientes es resultado de la falta de relajación durante el día. El bruxismo se produce más a menudo en mujeres y es muy difícil de tratar. Las férulas de los dentistas son, en la prevención de este trastorno, el único medio para evitar el daño en los dientes, ayuda también que sean pequeños. Los ejercicios diarios de relajación pueden ayudar pues hacen que el nivel de tensión disminuya y ya no exista el reflejo de "triturar y digerir" por la noche.

¿Qué tan útiles son los somníferos?

Los somníferos forman parte de los medicamentos más comúnmente utilizados. En los EE.UU., de seis a nueve millones de adultos toman somníferos. Casi el 40 % tienen más de 60 años de edad, aunque representen solo el 15 % de la población. Con la edad, el consumo de somníferos aumenta dramáticamente. Los somníferos reales solo existen desde hace un poco más de 100 años. Por supuesto, desde tiempos inmemoriales, se trató de causar el sueño con elíxires y drogas, porque el problema del insomnio es tan antiguo como la humanidad. En la Edad Media se utilizaron pomadas de sueño, esponjas de sueño, compresas de sueño y triturados que ayudaban a dormir pero también para hacer dormir a los pacientes antes de la cirugía. El alcohol se utiliza desde la Antigüedad como un somnífero fácilmente accesible. También el opio, hachís, y preparaciones a base de plantas solanáceas eran anteriormente prescritas para el insomnio. Los primeros somníferos eran hidrato de cloral y paraldehído, que se usó en las últimas dos décadas del siglo XIX y hoy en día todavía se usa como somnífero.

Los somníferos sintéticos

Los barbitúricos
El ácido barbitúrico fue producido por primera vez en 1864, por Adolph von Baeyer, a partir de urea y ácido malónico. Los barbi-

túricos se introdujeron al principio del siglo XX en medicina como somníferos y mucha gente los usó. De los más de 2500 barbitúricos producidos por medios químicos, aproximadamente 50 productos se usan en medicina. Durante la primera mitad del siglo XX, los barbitúricos eran los somníferos más utilizados. Aunque habían demostrado ser eficaces y fiables, su uso también se asoció con desventajas y riesgos, ya que una sobredosis de diez veces puede causar una intoxicación grave, que se manifiesta inicialmente como similar al estado de embriaguez y luego como una inconsciencia profunda. Se afectan la respiración y la circulación. Entre las complicaciones temidas está el síndrome de choque con insuficiencia de la función renal y pulmonar y la hipotermia. En 1963, en los Estados Unidos, el 10 % de todos los suicidios se relacionaron con barbitúricos. Con la disminución del uso de estos medicamentos la tasa de suicidios causados por barbitúricos ha bajado drásticamente. Los barbitúricos, como también otros somníferos, pueden crear una dependencia física (adicción). Estas sustancias en ocasiones se toman con opiáceos para aumentar su efecto intoxicante. La suspensión repentina del medicamento puede conducir a un adicto de barbitúricos a un síndrome de abstinencia grave y a veces mortal.

LAS BENZODIACEPINAS

Las benzodiacepinas tienen una posición privilegiada entre los somníferos pues estaban clasificadas a medio siglo de los barbitúricos. Esta nueva clase de fármacos se introdujo primero como tranquilizantes al principio de la década de 1960 (Librium y Valium fueron los preparados más conocidos) y se extendieron rápidamente en todo el mundo. Solo después de varios años se supo que los efectos calmantes de las benzodiacepinas se pueden utilizar también para inducir el sueño. En comparación con el uso de los barbitúricos y otros somníferos mayores, la introducción de las benzodiacepinas era un avance significativo. Aunque también es posible una sobredosis o una intoxicación así como la dependencia a estos medicamentos, los riesgos son mucho menos pronunciados que con los somníferos antiguos. Con las benzodiacepinas, incluso en caso de una sobredosis alta, una intoxicación mortal es poco frecuente. Pero estos agentes también son peligrosos, especialmente cuando se toman junto a alcohol u otras drogas. Básicamente, las benzodiacepinas son somníferos eficaces, la dosis requerida para inducir el sueño es generalmente diez hasta cien veces más pequeña que la necesaria con medicamentos "tradicionales".

El círculo vicioso de los somníferos

Antes de tomar un somnífero intente descubrir las causas de su problema de sueño. Tal vez sea fácil de solucionar. Al tomar somníferos debe tener en cuenta lo siguiente:

- Los somníferos tratan el síntoma mas no la causa del trastorno del sueño.
- Los somníferos no deben tomarse sin supervisión médica durante más de una semana, ya que fácilmente conducen a la dependencia.
- Si no quiere abstenerse de usar somníferos, compre solo paquetes pequeños.
- Preste atención a los efectos secundarios y advertencias en la caja.

LA EFICACIA DE LOS SOMNÍFEROS

Desde hace tiempo se sabe que ciertos pacientes responden bien al placebo. Para reflejar esto, un somnífero se compara en un llamado procedimiento de doble ciego con un preparado placebo. Esto significa que, además de la sustancia de ensayo en una secuencia impredecible se administra también en una cantidad exacta el suplemento de placebo. Ni la persona de experimentación ni el investigador saben qué medicamentos se usarán hasta que se complete la investigación. Si se detecta en este experimento una diferencia entre el placebo y el fármaco, se infiere que esta diferencia en la eficacia se atribuye al fármaco.

¿Cómo se comprueba la eficacia de un somnífero en un caso específico? Aquí se puede considerar tanto la autoevaluación de la persona de experimentación o de la medida como registra el paciente en proceso del sueño según el método que se use para la investigación. En la mañana, después de despertar, se le pide a la persona de experimentación calificar su sueño en una escala cuyos puntos finales están calificados como "tranquilo-inquieto", "profundo-superficial" o "muy relajado-poco relajado". Con este marcador la persona de experimentación determina en qué dirección desvía el sueño después de tomar el medicación para el sueño regular. Para el análisis se mide solo la longitud de la escala dividida.

Este método tan simple y quizás impreciso ha demostrado ser un instrumento de medida muy sensible, pues solo con cambios pequeños en las dosis de somníferos se pueden detectar cambios subjetivos del sueño. Los somníferos no solo causan un sueño subjetivamente tranquilo sino que también reducen la actividad de los movimientos nocturnos objetivamente medidos. La información precisa acerca de la eficacia de los somníferos se puede hacer en el laboratorio del sueño. Sin embargo, el gran potencial de estos métodos debe ser comparado con un esfuerzo experimental considerable. Las principales ventajas son de una clara diferenciación entre el sueño y la vigilia, y la posibilidad de examinar los efectos de los hipnóticos en las etapas del sueño.

Las tres conclusiones principales que demuestran la eficacia de una pastilla para dormir son:

- Un medicamento eficaz reduce la latencia del adormecimiento (el tiempo para conciliar el sueño).
- Se reduce la frecuencia y la duración del despertar.
- Aumenta el tiempo total de sueño.

Dependiendo de la rapidez como que se entra en el efecto hipnótico y su duración, los medicamentos promueven el sueño en la primera ("medicamentos para adormecerse") o en la segunda mitad de la noche ("medicamentos para quedarse dormido").

LOS SOMNÍFEROS Y LAS ETAPAS DEL SUEÑO

Un somnífero ideal debe provocar un sueño que no difiera del sueño fisiológico natural. Por desgracia, no existe este medicamento ideal, porque todos los que se usan hoy en día cambian las etapas del sueño y EEG. En los años sesenta, el psiquiatra escocés e investigador del sueño Ian Oswald observó que los barbitúricos reducían la duración total del sueño REM. En una investigación se redujo el porcentaje de sueño REM a un sueño total normal de 20 a 25 % a 10 hasta un 15 %. Después de la interrupción, se llegó a un rebote del sueño REM (la contrarreacción excesiva), cuando la proporción de sueño REM durante varios días anteriores superó el valor normal (por ejemplo, a 30 hasta 40 %). Al principio de los años sesenta se creía que los procesos de sueño que están relacionados con el sueño REM eran importantes para la recuperación durante el sueño. Este punto de vista, que no fue confirmado en estudios posteriores, contribuyó de manera significativa a confirmar que el efecto suprimido del sueño REM tiene consecuencias especialmente desfavorables. Las empresas farmacéuticas competían con las afirmaciones de que su medicamento no influía en el sueño REM en absoluto, o por lo menos en menor cantidad que el producto de la competencia. Estudios más detallados pronto demostraron que los somníferos no solo suprimen el sueño REM, sino que también reducen el sueño profundo. Especialmente en las benzodiazepinas se observó a menudo la reducción de sueño profundo. En contraste con el efecto del sueño REM se produce después de la interrupción de la medicación, no en un rebote, sino con una normalización gradual de sueño profundo. No se puede olvidar que el análisis de la fase del sueño solo demuestra un posible método para evaluarlo. Si la extensión o reducción de las diversas etapas del sueño es equivalente a una reducción de la calidad del sueño es algo que no está de ninguna manera comprobado.

LAS SECUELAS

Los somníferos deberían favorecer el sueño en la noche, sin embargo no influyen en el estado de vigilia en el día. Este no es a menudo el caso, es posible una disminución del rendimiento al día siguiente. Estas secuelas son a menudo triviales, pero pueden ser importantes cuando hay actividades que requieren alta concentración y para las cuales la atención es necesaria. Debido al efecto tranquilizante suave persistente, el paciente no se da cuenta de una reducción del rendimiento y sobrestima sus propias habilidades. En Finlandia, por ejemplo, en accidentes de tránsito en un porcentaje relativamente alto, se encontró que los conductores tenían residuos de benzodiazepinas en la sangre. Las secuelas de las benzodiazepinas no solo pueden persistir durante el día, sino que pueden ser detectadas en la noche siguiente. Una secuela de un tipo diferente de somníferos se describió hace algunos años por primera vez: especialmente con fármacos de efecto corto puede suceder que después de la suspensión del fármaco haya un empeoramiento temporal del sueño, este fenómeno se conoce como "insomnio de rebote". Es como si el cerebro se hubiese adaptado al somnífero por un periodo largo y reaccionara tras la retirada repentina con los síntomas de abstinencia. El sueño se va temporalmente y se torna intranquilo y superficial, a raíz de esto, los pacientes vuelven a tomar las pastillas para remediar el trastorno del sueño y no pueden dejar los somníferos. Una reducción gradual de la dosis puede ayudar a prevenir este desagradable efecto secundario. Ya que con la vejez los trastornos del sueño son más frecuentes, también aumenta el consumo de somníferos. Las personas mayores a menudo son sensibles a estos fármacos y las secuelas son más pronunciadas, por lo tanto, se puede llegar a un desequilibro, confusión y lagunas de memoria.

La duración de la ingestión

Mientras más corta sea la ingestión, mejor. Un consumo diario de una a dos semanas es aceptable, alrededor de dos a cuatro semanas se llega a una "zona fronteriza", un periodo superior a este puede ser problemático. Un tratamiento de somníferos debe terminar a más tardar después de tres meses cuando una reducción progresiva no está exenta de dificultades. Un compromiso puede ser una terapia de intervalo o también una terapia de intervalo controlada siempre y cuando haya una colaboración por parte del paciente. Así esto se limita a un horario de ingestión y después se retira. Este proceso tiene que ser entrenado si se quiere evitar que la sensación subjetiva de un mal sueño se relacione inmediatamente con la toma de la pastilla.

LOS SOMNÍFEROS "NATURALES"

LOS PREPARADOS DE HIERBAS

Los productos de origen vegetal, que pertenecen al inventario de la medicina popular, a menudo se promocionan como un remedio natural. Su uso para el insomnio se asocia con la idea de que estos fármacos causan un sueño más natural que los fármacos producidos de manera química. Estos puntos de vista se basan en experiencias rara vez científicas. Las preparaciones de valeriana son uno de los remedios más utilizados; pero sus efectos todavía son poco comprobados; solo se sabe que reducen el tiempo para conciliar el sueño y mejoran su calidad. No se detectan secuelas al día siguiente.

L-TRIPTÓFANO

L-triptófano es un aminoácido (es decir, un componente de albúmina), que se toma cada día con la alimentación en cantidades de 0,5 a 2.

Durante años ha habido informes que indican sobre el efecto inductor del sueño de L-triptófano. Esta sustancia es un somnífero débil. En estudios recientes de trastornos del sueño se encontró que un efecto somnífero se produjo solo después de varios días de ingestión.

Es posible que un grupo limitado de la población responda al L-triptófano.

ALCOHOL

Las bebidas alcohólicas pertenecen a la medicina casera más popular contra el insomnio. A pesar de que falten "datos fuertes", se puede suponer que una "copa del buen dormir" en muchos casos favorece el sueño.

Pequeñas cantidades de alcohol tienen un efecto leve para el tratamiento de trastornos del sueño graves. Si se aumenta la dosis, la eficacia aumenta pero sigue estando limitada, en la mayoría de los casos, a la primera mitad de la noche. Además, también se deteriora la calidad del sueño, las fases del sueño profundo necesarias no se alcanzan y los síntomas de la resaca pertenecen a las secuelas conocidas e indeseables.

Importante

Los somníferos son médicamentos eficaces que afectan la regulación del sueño y otras funciones cerebrales. No se deben tomar imprudentemente, sino solo si hay una necesidad demostrada. Se debe limitar el uso a la duración más corta posible. También, se sabe por experiencia que a causa de un consumo más largo la eficacia disminuye.

LOS SOMNÍFEROS COMO UN ÚLTIMO RECURSO

En algunos casos, el uso de somníferos es esencial. Bajo ninguna circunstancia se deben tomar de forma independiente. Esto es a largo plazo pues es dañino. Muchos somníferos son fármacos eficaces que solo funcionan con la prescripción precisa de un médico. Públicamente y en los medios de comunicación se advierte contra el uso de somníferos y tranquilizantes. Estas advertencias se refieren a menudo al riesgo de dependencia potencial de estas drogas. Además de este peligro, existe también el riesgo de intrusiones no deseadas en el ritmo natural de día-noche. Hay riesgos significativos en el embarazo además de un aumento en el riesgo de accidentes en la carretera y en el manejo de maquinaria peligrosa.

Requisitos para a un preparado "ideal"
- El sueño natural y sus procesos biológicos no deben ser afectados
- La carga para el metabolismo debe ser mínima
- El potencial de dependencia debe ser lo más bajo posible
- Solo debe tener lugar una ligera acumulación en el cuerpo
- A la mañana siguiente, no debería haber ningún efecto colateral
- No debería haber ningún problema con una interrupción súbita
- Solo debe tener muy pocos efectos secundarios
- La interacción con otros medicamentos debe ser tan baja como sea posible

Sin embargo, en ciertas situaciones, los medicamentos de apoyo son necesarios para evitar daños mayores o para dar una ayuda a corto plazo. Existe para todos un peligro latente:

- Acostumbrarse al somnífero
- El aumento de la dosis sin sentido, tiene una eficacia decreciente
- Hay síntomas de desintoxicación al suspender el medicamento

La adicción

A las pocas semanas de un uso regular de somníferos puede aparecer una dependencia fatal que es identificada por los afectados demasiado tarde.

Los siguientes son los signos más importantes de una dependencia de somníferos:

- Toma las pastillas durante un tiempo largo y en dosis más altas de lo previsto.
- Se ha intentado sin éxito reducir o eliminar por completo el consumo.
- Usa mucho tiempo para conseguirlos.
- Usted siente su vida diaria afectada por las pastillas.
- Sus actividades con sus amigos y su ocupación sufren por culpa de la ingestión de las pastillas.

Sin embargo, las sigue tomando.

- Usted tiene problemas físicos a causa del medicamento. Cuando no toma pastillas usted presenta los síntomas típicos de abstinencia como ansiedad y agitación, sudoración, temblor y diarrea.
- Usted lucha contra estos síntomas de abstinencia con las pastillas.

El tratamiento de abstinencia siempre debe hacerse bajo supervisión médica.

No solo es importante luchar contra la adicción, sino percibir las medidas de acompañamiento.

Entre ellas:

- La inclusión del cónyuge y parientes
- Entrenamiento de relajación y autoconfianza
- Programación del tiempo de supresión razonable
- La participación en un grupo de autoayuda

El camino a dormir mejor

¿Qué se puede hacer contra el insomnio? ¿Hay que ir al médico o tomar sus propias medidas? Los somníferos son la única eficaz o hay otras opciones? ¿El insomnio causa daños en la salud? Si el sueño es perturbado durante una o dos noches, algunas personas reaccionan con preocupación y ansiedad y temen efectos adversos para su salud. Estos temores son infundados. Los trastornos del sueño que aparecen ocasionalmente ocurren en la mayoría de las personas y no requieren tratamiento especial, ya que por lo general desaparecen por sí solos. La reducción resultante en la duración del sueño no tiene un impacto serio en la salud ni en causa de enfermedad.

Los consejos más importantes sobre el sueño

¿Usted está despierto a menudo en las noches? ¿Se despierta muy temprano en la mañana o tiene problemas para dormirse? Si usted sigue estos consejos y los tiene en cuenta en el transcurso del día o la noche, volverá a tener descanso nocturno.

1. Vaya a la cama, si es posible, a la misma hora y levántese a la misma hora. Un buen sueño necesita de un buen ritmo.

2. Solo acuéstese en la cama cuando esté muy cansado. Acostarse cuando todavía no está cansado, no garantiza un éxito de adormecimiento. El riesgo de que no concilie el sueño de nuevo, es demasiado grande.

3. No tome siestas.

4. Use la cama solo para dormir y tener sexo. No dure más tiempo en la cama de lo necesario para estar después bien descansado. No utilice la radio o la televisión en el dormitorio, ya que tal distracción pone en peligro la unión interna entre la cama y el sueño.

5. Los libros técnicos o libros de terror no son una lectura adecuada para dormir. Cualquier presión y estrés impide dormir.

6. Disfrute el alcohol solo en pequeñas cantidades —y mejor tómelo dos a tres horas antes de la hora de acostarse como una ayuda a la relajación. Este procedimiento promueve el sueño normal, cuando el alcohol ya se ha reducido se pierde el efecto sueño y relajación.

7. La contaminación acústica conduce a un deterioro grave del sueño nocturno. Incluso sin despertar, el ruido puede llevar a una alteración en las etapas del sueño. El uso de perlas de cera en los oídos, como tapones, son tolerados por algunas personas con dificultad para dormir, mejor es el uso de rollos de polímero plástico de espuma adaptados como aislamiento acústico, tipo Hansaplast u otros tapones para los oídos. Algo menos eficaz, pero a veces menos perturbador, es algodón de protección auditiva.

8. El entrenamiento físico regular debe tener lugar en la mañana o en la tarde y no en las últimas tres horas antes de acostarse. La falta de ejercicio promueve trastornos del sueño, la fatiga física promueve el sueño. Las actividades mentales en la tarde pueden provocar una combinación entre "cansancio y sobrexcitación". La sobrecarga física puede también tener las mismas consecuencias.

9. Si no puede evitar la sobrecarga por algún tiempo, se recomienda el uso de técnicas de relajación como el entrenamiento autógeno.

10. Una habitación fresca, bien ventilada y oscurecida como también el aire fresco suficiente, promueven el sueño. Una

temperatura ambiente ideal es de aproximadamente entre los 15 a 17 °C para los adultos.

11. Despertarse temprano puede ser un síntoma de depresión severa y esta tiene que ser tratada de forma especial. Si no se encuentra ninguna razón para esto, intente ir a la cama más tarde. Quien continuamente va a la cama un poco más tarde, por ejemplo, aumentando cada día 15 minutos, y lo hace poco a poco, despertará en el momento deseado.

12. En trastornos de adormecimiento puede ayudar a levantarse regularmente más temprano y así reducir el tiempo de sueño por la noche. Esto es al principio un poco molesto, pero con una presión del sueño mayor mejora el insomnio. No tiene sentido tomar siestas.

13. En los trastornos de quedarse dormido: lo más importante es la actitud personal. En general, se trata de una interrupción del sueño a corto plazo. Quien ha aprendido a aceptar esta situación y hacer lo mejor de ella, ha hecho más que solo intentar dormir de nuevo. El principio básico: quien quiere forzar el sueño lo ahuyenta con este esfuerzo.

14. Mirar el reloj por la noche. En estudios de laboratorio del sueño, muchos pacientes sobrestiman su tiempo despierto en la noche de manera significativa.

15. Las dificultades para dormirse y permanecer dormido que duran solo unos pocos días, a menudo están causadas por excitación o estrés. Muchos duermen mal del domingo al lunes por temor a una semana agotadora. Estos trastornos del sueño no hacen daño y se regulan por sí mismos.

16. No se debe ir a la cama con hambre ni con el estómago lleno. Hay personas que, cuando se despiertan por la noche, tienen que comer o beber algo. Solo se deben comer porciones pequeñas.

17. Casi todas las personas necesitan un "intervalo" que separa el estrés del día de la regeneración de la noche.

18. No solo para los niños pequeños es razonable convertir la hora de acostarse en un ritual informal.

19. Las personas que sufren de pies fríos crónicos y por ello no pueden dormirse, se deben hacer baños alternos para los pies o baños de pies con aumento de temperatura con un estímulo de calor colado.

20. Se puede dormir poco de forma acumulada "en stock". Normalmente esto no funciona, porque el dormirse antes está relacionado con una presión de las expectativas que en mayoría de los casos impide dormir más.

21. El sueño prolongado cuando hubo un periodo anterior de ausencia, a menudo conduce a un estado letárgico desagradable que con frecuencia dura varias horas. Es recomendable no extender demasiado el sueño, sobre todo porque no se puede dormir bien "en stock".

22. Un déficit de sueño puede ser compensado por un sueño adicional relativamente pequeño. Después de una noche de insomnio, la duración del sueño de recuperación no asciende 16 horas, sino solo diez u once horas. El sueño es en este caso es "intenso".

23. Desde luego no se debe dormir en una cama con colchón incómodo y una manta demasiada corta. Por lo tanto, preste atención a un buen colchón y un somier bueno, y busque consejo detallado en comercio especializado. Por cierto, usted puede realmente ahorrar donde no debería haberlo hecho.

10-17-2016